VIVIR CON DIABETES

GUÍA PARA PACIENTES Y PADRES

VIVIR CON DIABETES

GUÍA PARA PACIENTES Y PADRES

James W. Reed, M.D., M.A.C.P., F.A.C.E.
Agiua Heath, M.D.
y
Ana I. Quintero Del Rio, M.D., MPH

HILTON PUBLISHING COMPANY
CHICAGO, ILLINOIS

Publicado por Hilton Publishing Company Inc.
1630 45th Street, Suite 103
Munster, IN 46321
219–922–4868
www.hiltonpub.com

Advertencia: La información contenida en este libro es cierta y completa en el leal saber y entender de los autores y el editor. Este libro está destinado únicamente para servir de medio de información y referencia y no debe reemplazar, contradecir ni entrar en conflicto con las recomendaciones dadas a los lectores por sus médicos. Tanto los autores como el editor salvan toda responsabilidad en relación con el uso personal y específico de toda y cualquier información aquí suministrada.

Inclusión en el Catalogo de la Biblioteca del Congreso en Proceso de Publicación.

Library of Congress Cataloging-in-Publication Data

Reed, James W.
[Living with diabetes. Spanish]
Vivir con diabetes : guma para pacientes y padres / James W. Reed, Agiua Heath, Ana I. Quintero Del Rio.
p. cm.
Translation of: Living with diabetes.
ISBN 978–0–9800649–9–5
1. Diabetes—Popular works. 2. Hispanic Americans—Health and hygiene—Popular works. I. Heath, Agiua. II. Quintero del Rio, Ana I., 1963– III. Title.
RC660.4.R43518 2008
616.4'62—dc22 2008020362

Impreso y empastado en los Estados Unidos de América.

DEDICATORIAS

Del Dr. Reed: A mi hermana, Idella Whitfield, sin cuya donación de vida no estaría vivo hoy para escribir este libro. Y a mis cuatro hijos, Katherine, Mary, Robert y David, que siguen siendo las estrellas más luminosas de mi universo.

Del Dr. Heath: Deseo agradecer a los muchos colegas, amigos y miembros de mi familia que leyeron mis borradores iniciales y me hicieron valiosos comentarios. A ellos y a todos mis pacientes diabéticos dedico este libro.

CONTENIDO

INTRODUCCIÓN ix

CAPÍTULO UNO
¿QUÉ ES LA DIABETES MELLITUS? 1

CAPÍTULO DOS
¿A QUIÉNES LES DA DIABETES? 13

CAPÍTULO TRES
SU HIJO DIABÉTICO 23

CAPÍTULO CUATRO
CÓMO CONTROLAR SUS SENTIMIENTOS 35

CAPÍTULO CINCO
SABER COMER 53

CAPÍTULO SEIS
ACTÚE 75

CAPÍTULO SIETE
LA HIPOGLICEMIA:
LA EMERGENCIA MÁS COMÚN 93

CAPÍTULO OCHO
CÓMO CONTROLLAR SU SALUD 107

CAPÍTULO NUEVE
CÓMO INTERACTUAR CON LOS PROVEEDORES DE SERVICIOS DE SALUD 121

CAPÍTULO DIEZ
MEDICAMENTOS PARA LA DIABETES 137

CAPÍTULO ONCE
TODO SOBRE LA INSULINA 149

CAPÍTULO DOCE
COMPLICACIONES DE LA DIABETES A LARGO PLAZO 161

CAPÍTULO TRECE
LA DIABETES EN EL EMBARAZO 173

CAPÍTULO CATORCE
ESPERANZAS PARA EL FUTURO 187

APÉNDICE
RECETAS DELICIOSAS Y SALUDABLES PARA DIABÉTICOS 193

ÍNDICE 229

ABOUT THE AUTHORS 237

INTRODUCCIÓN

La diabetes afecta a dieciocho millones de norteamericanos. Debido a una combinación de factores hereditarios y ambientales, los hispanos tienen un mayor riesgo de tener diabetes que el resto de la población. Vivir con diabetes es algo que exige cambios en su estilo de vida. Por consiguiente, descubrir que se es diabético puede ser algo abrumador. Al igual que con muchas enfermedad crónicas, el manejo de la diabetes es un proceso de aprendizaje. Una vez que se aprende lo que hay que saber acerca de esta enfermedad, se convertirá en un experto en lo que respecta a su cuerpo. Podrá seguir llevando una vida activa y feliz. Muchos personajes famosos de la farándula, del atletismo y de la política han alcanzado grandes logros a la vez que manejan su diabetes. Podemos mencionar entre ellos a Jackie Robinson, Delta Burke, Elvis Presley, Ernest Hemingway y B. B. King.

Si usted o uno de sus seres queridos es diabético, este libro es para usted. Si ya le han diagnosticado diabetes, este libro le ayudará a lograr un mejor control. Si está en riesgo de desarrollar diabetes, esté libro le ayudará a reducirlo.

En estas páginas encontrará todo lo que necesita saber acerca de la diabetes: Desde lo que es realmente, hasta las razones por las cuales algunos tienen un mayor riesgo que otros de desarrollar esta enfermedad, desde los distintos tipos de medicamentos disponibles en la actualidad hasta los más recientes adelantos que se están produciendo en este campo mientras escribimos este libro, desde reconocer y manejar las situaciones de emergencia hasta entender las necesidades especiales de las mujeres embarazadas y los niños, desde cómo hacer frente a la mezcla de sentimientos que provienen de saber que se tiene la enfermedad hasta la forma exitosa de incluir una dieta sana y la práctica regular de ejercicio en sus rutinas diarias.

En pocas palabras, *Vivir con diabetes: Una guía para pacientes y padres* será el medio que le permitirá tomar el control de su salud y, en último término, el control de su vida.

Comencemos . . .

CAPÍTULO UNO

¿QUÉ ES LA DIABETES MELLITUS?

Hasta que a su esposa, Paulina, le diagnosticaron diabetes, Daniel creía saber lo que era esta enfermedad. Se trataba de un problema con el azúcar. Pero una vez que supo que Paulina era diabética, se dio cuenta de que realmente no entendía por qué había tanta azúcar en la sangre de su esposa, ni por qué el azúcar le podía hacer daño. Asistió con ella a una clase sobre diabetes e intentó aprender más.

La diabetes mellitus se conoce también como "diabetes", "diabetes dulce" o simplemente "azúcar".

Estas palabras sugieren que la diabetes se relaciona con el azúcar. Pero en realidad, ¿cuál es el problema? ¿Por qué da diabetes? Y ¿qué le hace la diabetes al organismo? Para entender más acerca de la diabetes hay que entender cómo funciona normalmente el cuerpo humano.

El *páncreas* es un órgano largo, plano, que se encuentra justo detrás del estómago. La principal función del páncreas es ayudar a digerir la comida. Cuando se ingieren alimentos, el páncreas secreta enzimas las cuales son jugos digestivos que ayudan a descomponer el alimento. Todo el alimento se descompone en proteína, grasas o carbohidratos. Luego los carbohidratos se descomponen en *glucosa*. (En este libro, utilizaremos los términos "glucosa" y "azúcar" en forma generalmente intercambiable. No son exactamente iguales, pero sí lo suficientemente similares para el tema al que nos referiremos).

Además, el páncreas secreta *insulina*, que ayuda al organismo a utilizar la glucosa.

Cuando se ingiere una comida alta en carbohidratos, el páncreas sabe que debe secretar insulina en el torrente sanguíneo. Una vez que la insulina llega a la sangre, puede llegar a todas las partes del cuerpo, indicándole al organismo lo que debe hacer con la glucosa. Esta capacidad de la insulina de afectar partes distantes del organismo es lo que hace que la insulina sea clasificada dentro del grupo de "hormonas". Las *hormonas* son los miembros del sistema de mensajería del organismo. Las hormonas son producidas por determinados órganos del cuerpo como por ejemplo los ovarios, el páncreas o la tiroide, por ejemplo, y pueden llegar hasta órganos distantes y producir cambios en ellos. Es posible que haya oído hablar de la hormona femenina, estrógeno y de la hormona masculina, testosterona. El organismo produce muchas otras hormonas, entre ellas la insulina.

Piense en la insulina como la llave que abre las células para permitir que entre la glucosa. La glucosa es la principal fuente de energía del organismo. La insulina abre las células musculares para que puedan usar la glucosa a fin de obtener energía rápida. La insulina abre las células grasas para que pueda entrar la glucosa y convertirse en grasa.

Normalmente, cuando aumenta el nivel de glucosa en sangre, también aumenta la concentración de insulina. La insulina le

Páncreas, hígado, vesícula biliar y duodeno con el sistema circulatorio

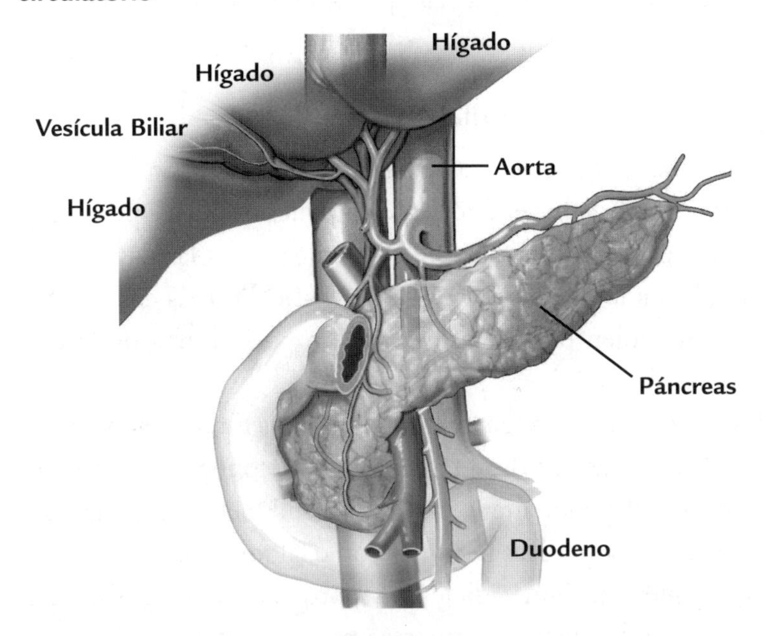

indica a los músculos y a las células grasas que absorban la glucosa. Sin la insulina, estas células no absorben la glucosa. Sin la insulina, las células hepáticas (del higado) que pueden producir glucosa "creen" que al organismo le falta glucosa y comienzan a producirla.

QUÉ CAUSA DE LA DIABETES?

Cuando hay diabetes, se perturba el efecto de la insulina. Todos los tipos de diabetes comparten el mismo problema básico: El organismo no tiene insulina suficiente y/o la insulina no es efectiva. Como resultado, los tejidos corporales no pueden absorber debidamente la glucosa. Hay demasiada glucosa en el torrente sanguíneo y muy poca en los tejidos corporales. Esto hace que se produzcan los síntomas y las complicaciones de la diabetes.

La diabetes tipo I

Hay dos tipos principales de diabetes: la diabetes tipo 1 y la diabetes tipo 2. La diabetes tipo 1 afecta a menos del 10 por ciento de los norteamericanos diabéticos. Dedicaremos la mayor parte de este libro a la diabetes tipo 2, que es mucho más común. Sin embargo, también es necesario saber un poco acerca de la diabetes tipo 1.

La diabetes tipo 1 suele presentarse en los niños y en personas jóvenes y delgadas. La diabetes tipo 1 solía conocerse como diabetes insulinodependiente y diabetes juvenil, pero estos términos no son exactos porque las personas con cualquier tipo de diabetes pueden requerir insulina adicional y porque los dos tipos de diabetes se presentan tanto en niños como en adultos.

La diabetes tipo 1 se debe a que el páncreas no produce insulina en absoluto. En la diabetes tipo 1, mueren las células del páncreas responsables de la producción de insulina, en algunos casos, como resultado de un ataque del sistema inmune. Al comienzo, el páncreas produce muy poca insulina. Eventualmente deja de producirla por completo. El organismo necesita la insulina para ayudarle a utilizar la glucosa que se encuentra en el torrente sanguíneo. Sin insulina, la glucosa, que es la principal fuente de energía del organismo, no puede penetrar los tejidos. Como resultado, los músculos carecen de combustible y los niveles sanguíneos de glucosa se elevan demasiado. Los diabéticos tipo 1 tienen que inyectarse insulina diariamente porque de lo contrario su condición se deteriora rápidamente y mueren.

5
¿QUÉ ES LA DIABETES MELLITUS?

La diabetes tipo 2

Este libro trata principalmente de la diabetes tipo 2 que antes se conocía como "diabetes no insulinodependiente" y "diabetes del adulto". Estos términos ya prácticamente no se utilizan y la diabetes tipo 2 ahora se encuentra en los niños. La diabetes tipo 2 es el tipo de diabetes más común y representa el 90 por ciento de los casos. Se asocia por lo general con la obesidad, aunque también pueden presentarla las personas delgadas. Debido a que los casos de obesidad aumentan constantemente, la diabetes tipo 2 es cada vez más común tanto en adultos como en niños. Eventualmente, los diabéticos tipo 2 van a requerir de insulina.

Vimos que en la diabetes tipo 1 el páncreas deja de producir su propia insulina. En la diabetes tipo 2, el páncreas sigue produciendo insulina, pero las células del organismo se hacen resistentes a los efectos de esta hormona. En la analogía de la cerradura y la llave, esto significa que aunque tengamos la llave (la insulina) para entrar a las células, la cerradura está trabada. (En la diabetes tipo 1 no tenemos llave).

En los diabéticos tipo 2, el páncreas suele producir *más* insulina de la normal, sin embargo, debido a que los tejidos corporales son resistentes a la insulina, esta producción no es suficiente. Más adelante, en el curso de la enfermedad, es posible que el páncreas produzca menos insulina, pero nunca deja de producirla totalmente. La diabetes tipo 2 no se convierte en diabetes tipo 1.

Hay dos formas en las que puede empeorar la diabetes tipo 2. En primer lugar, las células expuestas a la alta concentración de glucosa en el torrente sanguíneo se hacen aún más resistentes a la insulina. Por lo tanto, se traba un número mayor de cerraduras. En segundo lugar, con el tiempo, el páncreas produce menos insulina y eventualmente puede dejar de producirla por completo. Tenemos menos llaves.

Síntomas

Los problemas del metabolismo de la glucosa producidos por la diabetes afectan todo el organismo. Por eso la diabetes produce una variedad tan amplia de síntomas y complicaciones. Un síntoma es lo que se siente como resultado de una enfermedad. Si el nivel de glucosa es demasiado alto, es posible experimentar los siguientes síntomas (Ver página 7). Si aún no se tiene un diagnóstico de diabetes estos síntomas deben indicar la necesidad de hacer exámenes para detectarla. Si se le ha diagnosticado diabetes, estos síntomas sugieren que su nivel de azúcar puede estar demasiado alto.

El término "diabetes" viene de la palabra griega para "sifón", que describe el flujo constante de orina en los diabéticos. Esta es la forma en que los médicos antiguos describían la enfermedad que, entre otros síntomas, incrementa la frecuencia urinaria. Los médicos de la antigüedad reconocían los síntomas de la diabetes así como algunas de sus complicaciones. Inclusive sabían que el principal problema parecía ser un exceso de azúcar en el sangre. ¿Cómo? Uno de ellos probó la orina de una persona diabética y le supo dulce. Esto dio lugar al uso del término "mellitus", una palabra latina que significa dulce. Esto fue muchos siglos antes de que los médicos entendieran por qué algunas personas tenían tanta azúcar en la sangre. Ahora lo sabemos.

Como se puede ver por los diversos síntomas, la diabetes afecta todo el organismo. Sin embargo, muchos diabéticos tipo 2 no tiene ningún síntoma. Por eso, hay millones de norteamericanos diabéticos que no han sido diagnosticados, el 20 por ciento

SÍNTOMAS DE ALTOS NIVELES DE GLUCOSA EN LA SANGRE / SÍNTOMAS DE DIABETES

- **Necesidad frecuente de orinar.** Quienes desarrollan diabetes suelen observar que tienen que orinar todo el tiempo. Los niveles muy altos de azúcar se eliminan por el riñón y hacen que se produzca más orina.
- **Sed.** Los diabéticos también experimentan más sed debido a los altos niveles de glucosa que hacen que la sangre sea más espesa debido a la pérdida de líquido en la orina. Como resultado, el cerebro envía señales de "sed".
- **Pérdida de peso inexplicable.** Esto es más común en las personas con diabetes tipo 1, aunque también se puede encontrar en quienes presentan diabetes tipo 2. Se debe a la pérdida de azúcar (calorías) en la orina.
- **Debilidad.** Debido a que los tejidos no pueden absorber la glucosa, los diabéticos pierden la energía que produce la glucosa y se sienten débiles y cansados.
- **Visión borrosa.** Los altos niveles de glucosa en sangre cambian la concentración de agua en el cristalino, lo que hace que los pacientes experimenten visión borrosa.
- **Hambre.** La falta de la energía producida por la glucosa hace que los pacientes sientan hambre. Esto puede hacer que quienes tienen diabetes tipo 2 coman tanto que aumenten de peso en lugar de perderlo.
- **Infecciones por levaduras.** Al hongo de la levadura le encanta el azúcar, y de hecho prospera cuando los niveles de azúcar en la sangre son altos. Además, si los niveles de azúcar en la sangre son demasiado altos, el sistema inmune no puede funcionar bien. Por lo tanto, el organismo es más vulnerable a las infecciones por levaduras.

- **Mala cicatrización de las heridas.** Los altos niveles de azúcar en sangre interfieren con el sistema de cicatrización del organismo. Como resultado, la cicatrización de las heridas es lenta o éstas simplemente no funciona.
- **Sensación de hormigueo en los pies y la manos.** El alto nivel de azúcar en sangre puede irritar las fibras nerviosas lo que lleva a sensaciones anormales, especialmente en los pies y las manos.
- **Calambres musculares.** Estos pueden ser señal de alto nivel de azúcar en sangre.
- **Sensación algodonosa en la boca.** Esta sensación de boca seca es signo de deshidratación.

de los diabéticos ya han desarrollado complicaciones para cuando se les diagnostica la enfermedad. Entre más temprano se diagnostique la diabetes mayor será la probabilidad de evitar complicaciones.

¿CÓMO SE DIAGNOSTICA LA DIABETES?

En la mayoría de los casos, los médicos pueden ordenar un simple examen de sangre para determinar si hay diabetes. Es posible que le pidan que se haga una prueba de sangre en ayunas, para lo cual se preparará dejando de comer o tomar cualquier cosa excepto agua durante un período de ocho horas. Por lo general, esta prueba se hace a primera hora de la mañana. Así, el médico puede confirmar los resultados en unas pocas horas o en el término de uno o dos días. Un nivel de azúcar en sangre en ayunas, mayor de 126 en más de una ocasión, significa, por lo general, que se tiene diabetes.

El valor normal de glucosa en sangre es de menos de 100mg/dl. Si usted presenta un nivel dentro de un rango de 60 mg/dl a 180 mg/dl, será necesario hacerse exámenes de control.

Confirmación de la diabetes en el laboratorio:

- Dos niveles de azúcar sanguíneo en ayunas mayores o iguales a 100 mg/dl.
- Un nivel de azúcar aleatorio mayor de o igual a 180 mg/dl en alguien con síntomas de diabetes.

PREDIABETES

Antes de que se desarrolle una diabetes tipo 2, por lo general hay un estado que se conoce como prediabético. La prediabetes se define como un estado en el que el nivel de glucosa en ayunas es mayor de 60 y menor de 100. Se calcula que, en los Estados Unidos, aproximadamente veinte millones de personas son prediabéticas.

No se trata sólo de cifras. La razón por la cual es importante tener en cuenta el estado de prediabetes es que aunque el nivel de glucosa sea bastante bueno y la persona pueda sentirse muy bien, las nocivas complicaciones de la diabetes ya se están manifestando. Es posible que los prediabéticos ya puedan haber desarrollado endurecimiento de las arterias y una enfermedad cardiaca precoz. Esto significa que aún si se le ha dicho que su nivel de azúcar no es tan alto, o que tiene sólo "un poquito de diabetes", si su nivel de glucosa en ayunas está entre 100 y 125, ya está en riesgo de complicaciones. Quienes presentan prediabetes pueden demorar o inclusive prevenir la diabetes adoptando medidas para mejorar su nivel de glucosa en sangre. En el Capítulo 2, al hablar del Programa de Prevención de Diabetes, veremos cómo lograrlo.

Complicaciones

Si la diabetes sólo produjera síntomas, podría sentirse incómodo y nada más. El verdadero problema es que la diabetes puede producir problemas graves a largo plazo, que los médicos conocen como "complicaciones".

Es posible que haya oído hablar de muchas de ellas. La diabetes aumenta considerablemente el riesgo de un infarto o un accidente cerebrovascular, la posibilidad de requerir diálisis, la amputación de un pie o la pérdida de la vista. Muchos diabéticos tienen problemas de dolor o pérdida de sensibilidad en las piernas y los pies, problemas digestivos y problemas con la función sexual. Debido a que la diabetes puede debilitar el sistema inmunológico, los diabéticos están en riesgo de contraer infecciones poco comunes y de enfermar gravemente por infecciones que, de otra forma no serían peligrosas. Son complicaciones graves y aterradoras, pero se puede reducir el riesgo de sufrirlas mediante un buen control de la diabetes y de su estado de salud en general.

Tratamiento

La diabetes es una enfermedad crónica. Significa que una vez que se inicia, continúa indefinidamente. Por el momento no existe una cura para la diabetes, pero contamos con más recursos que nunca para tratarla.

El principal objetivo del tratamiento de la diabetes es lograr un nivel de glucosa tan cercano a lo normal como sea posible sin que se reduzca demasiado. Se ha demostrado que lograr un nivel de glucosa sanguínea cercano al normal contribuye a reducir el riesgo de complicaciones a largo plazo. Por lo general, los pacientes se sienten también mucho mejor.

Hay varios métodos de tratamiento para reducir el nivel de glucosa en sangre. Lo mejor es empezar siempre por cambiar el estilo de vida. Si se tiene diabetes tipo 2, puede mejorar su nivel de azúcar en sangre reduciendo su consumo de calorías, bajando de peso y aumentando su nivel de actividad.

Puede mejorar su dieta comiendo alimentos que no hagan que aumenten tanto sus niveles de glucosa y reduciendo el consumo de calorías para perder peso. Una dieta así puede resultar en mejores niveles de azúcar en sangre.

Al perder peso, mejora el metabolismo de la glucosa. Las células se hacen más sensibles a la insulina y disminuye el nivel de azúcar en sangre. El ejercicio es una forma excelente de mantener sus células más sensibles a la insulina. Además, el ejercicio ayuda a perder peso.

Si se tiene diabetes tipo 2, puede mejorar su nivel de azúcar en sangre reduciendo su consumo de calorías, bajando de peso y aumentando su nivel de actividad.

Como puede verse, estas mejoras en el estilo de vida actúan en conjunto para reducir sus niveles de glucosa en la sangre. Incorpórelas permanentemente a su estilo de vida aún si requiere de medicamentos para controlar la glucosa. Su médico puede elegir de entre una amplia gama de medicamentos para este fin. Los analizaremos en el Capítulo 10.

Si los medicamentos y los cambios en el estilo de vida no son suficientes para reducir los niveles de glucosa, su médico le prescribirá insulina. Las inyecciones de insulina pueden ayudar a reducir su glucosa a niveles más seguros. Analizaremos los distintos tipos de insulina y las formas de administración en el Capítulo 10.

Puntos claves para recordar:

- El páncreas produce insulina.
- La insulina permite que las células absorban la glucosa.
- La glucosa suministra energía a las células.
- En la diabetes tipo 1, el páncreas no produce insulina.
- En la diabetes tipo 2, las células no responden adecuadamente a la insulina.
- Los síntomas de la diabetes tipo 1 y tipo 2 son similares.
- Las complicaciones de la diabetes tipo 1 y tipo 2 son similares y graves.
- Podemos ayudar a evitar la diabetes con una dieta y un programa de ejercicios adecuados.
- El tratamiento de la diabetes empieza con dieta y ejercicio, luego progresa a la administración de medicamentos orales y por último a la aplicación de insulina.

CAPÍTULO DOS

¿A QUIÉNES LES DA DIABETES?

A JUAN LE PREOCUPA LA DIABETES

Juan había hecho varias dietas y siempre había vuelto a aumentar de peso. Decidió que simplemente estaba destinado a ser gordo. Sin embargo, esto lo deprimía hasta cierto punto porque tanto su primo como su tío que eran obesos tenían diabetes. De hecho, su tío acababa de tener un infarto. Juan había leído acerca del alto porcentaje de latinos que tienen diabetes y creía que no había nada que pudiera hacer al respecto. Pensaba que lo más probable era que a él también le diera diabetes.

Pero un día Juan habló con su médico quien le dijo que podía reducir el riesgo de la diabetes simplemente saliendo a caminar todos los días.

¿A QUIÉNES LES DA DIABETES?

Entre 1990 y 2000 el número de adultos norteamericanos con diabetes aumentó de 50 por ciento. Gran parte de este aumento se debió a la diabetes tipo 2. Fue un aumento que se reprodujo tan rápida y tan ampliamente que ahora la diabetes se considera una epidemia. ¿Por qué se convirtió de repente la diabetes en algo tan prevalente en nuestra sociedad? Los investigadores creen que se debe a nuestros hábitos y nuestro estilo de vida poco sanos que nos están ganando la partida.

La mayoría de quienes desarrollan diabetes tipo 2 tienen uno o más *factores de riesgo* para esta enfermedad. Los factores de riesgo son características que indican que se tiene un mayor riesgo de desarrollar una determinada enfermedad. Ninguno de estos factores de riesgo es del 100 por ciento. Es posible tener algunos de ellos y nunca sufrir de diabetes. Es posible no tener ninguno y desarrollar diabetes. Sin embargo, entre más factores de riesgo se tengan, mayor será la probabilidad de llegar a ser diabético.

FACTORES DE RIESGO DE DIABETES TIPO 2

- Herencia
- Etnicidad
- Obesidad
- Contextura corporal
- Sedentarismo
- Edad
- Diabetes gestacional
- Dar a luz a un bebé de más de nueve libras
- Síndrome de ovario poliquístico

La diabetes tipo 2 es hereditaria. Esto significa que puede venir de familia. Si tiene un pariente cercano (un padre, un hermano, una tía, un primo o un abuelo) que tenga diabetes tipo 2, será mayor la probabilidad de que usted también la desarrolle.

La diabetes tipo 2 es más común en ciertos grupos étnicos. Trece por ciento de los afroamericanos, 10 por ciento de los latinos y 20 por ciento de los norteamericanos nativos tienen diabetes, en comparación con el 8,4 por ciento de los norteamericanos blancos. Es probable que estas diferencias en la incidencia de la diabetes se deben a una predisposición genética, aunque las diferencias de estilo de vida constituyen el factor más importante.

La obesidad es un riesgo significativo de diabetes tipo 2. Las personas obesas tiene un mayor riesgo de desarrollar diabetes. Ochenta y cinco por ciento de todos los diabéticos tipo 2 son obesos. Si se logra reducir la obesidad se habrá avanzado mucho en la reducción de la incidencia de la diabetes.

Quienes tienen una configuración corporal en "forma de manzana" en contraposición a una configuración corporal en "forma de pera" tienen mayor probabilidad de desarrollar diabetes. Quienes tiene configuración corporal en "forma de pera" tienden a engordar a nivel de las caderas. Quienes tienen una configuración corporal en "forma de manzana" tienden a engordar en la sección media del cuerpo y sus caderas son relativamente delgadas en comparación con su cintura. Tener "forma de manzana" puede ser señal de un *síndrome metabólico* (el que analizaremos en el Capítulo 5). El síndrome metabólico predispone a la resistencia a la insulina y a la diabetes así como a la hipertensión y a problemas de lípidos. Tanto las "manzanas" como las "peras" pueden reducir su riesgo de desarrollar diabetes incrementando sus niveles de actividad física y bajando de peso.

El sedentarismo predispone la diabetes. La actividad física incrementa la sensibilidad a la insulina y mantiene el peso a un nivel saludable. Si usted es una persona sedentaria, es decir, si dedica la mayoría de su tiempo a permanecer sentado, tendrá mayor probabilidad de desarrollar resistencia a la insulina y a convertirse en obeso, dos factores que incrementan el riesgo de la diabetes.

Por la edad, aumenta la probabilidad de desarrollar diabetes. A mayor edad, es más frecuente la diabetes. Sólo el 8,7 por ciento de las personas de 20 años tiene diabetes, mientras que entre los mayores de 65, la incidencia alcanza el 20 por ciento (una de cada cinco personas). Este incremento en la incidencia de la diabetes con la edad puede deberse a que el páncreas produce menos insulina que antes y a que aumenta el porcentaje de grasa corporal.

Las mujeres que han tenido diabetes gestacional tienen un mayor riesgo de desarrollar diabetes. Las mujeres que han presentado diabetes durante el embarazo, lo que se conoce como diabetes gestacional, tienen un alto riesgo de desarrollar la enfermedad más adelante en la vida.

De 20 a 50 por ciento de ellas desarrollarán diabetes en el término de cinco a diez años. Las mujeres que dan a luz un bebé de más de nueve libras tienen un mayor riesgo. Los bebés grandes son más comunes en las madres diabéticas. Un bebé grande puede ser indicio de una tendencia a la diabetes.

El síndrome de ovario poliquístico es un riesgo mayor de diabetes. El síndrome de ovario poliquístico es un síndrome de resistencia a la insulina que puede afectar a las mujeres entre los 20 y los 40 años. Los problemas asociados con este síndrome incluyen ciclos menstruales irregulares, aumento de peso, acné, exceso de vellosidad y diabetes.

Como puede verse, algunos de los riesgos de diabetes están fuera de nuestro control mientras que hay otros que se pueden controlar. Es imposible cambiar el patrón hereditario, la etnicidad o la edad. Algunos desarrollan diabetes a pesar de ser delgados, de hacer ejercicio y de consumir una dieta sana. Sin embargo, los expertos asocian el incremento epidémico de la diabetes con un incremento en la obesidad. En la actualidad, más de la mitad de los norteamericanos (el 60 por ciento) es obeso.

Sí es posible modificar el peso corporal, la dieta y los niveles de actividad. Los afroamericanos tienen una tasa de incidencia dos veces mayor, los hispanoamericanos tienen aproximadamente una tasa tres o cuatro veces mayor y los norteamericanos nativos tienen una tasa de incidencia de diabetes hasta seis veces mayor que la de los norteamericanos blancos. Nadie tiene la culpa, pero es mucho lo que se puede hacer para reducir el riesgo de diabetes mejorando los estilos de vida. La clave radica en algo muy sencillo: Todo lo que hay que hacer es mejorar la dieta e incrementar los niveles de actividad.

No hay tiempo que perder. Estamos transmitiendo malos hábitos a nuestros hijos. Ya el 18 por ciento de los niños norteamericanos son obesos y las tasas de diabetes van en aumento. Uno de cada tres niños nacido en el año 2000 desarrollará diabetes para cuando tenga 40 años si continuamos con nuestros malos hábitos de salud, comer en exceso y llevar una vida sedentaria. Hay que lograr que los niños dejen de consumir comida chatarra y de comer porciones exageradas, además, hay que alejarlos del televisor.

El aumento en la incidencia de diabetes es alarmante. Sin embargo, conocer la causa nos indica que hay un camino hacia una solución. Tenemos que revertir los problemas del estilo de vida que llevan a la diabetes ingiriendo una dieta sana, incrementando la actividad física y perdiendo los kilos de sobra. Así se evitará que una predisposición genética se convierta en una enfermedad.

Los afroamericanos tienen una tasa de incidencia dos veces mayor, los hispanoamericanos tienen aproximadamente una tasa tres o cuatro veces mayor y los norteamericanos nativos tienen una tasa de incidencia de diabetes hasta seis veces mayor que la de los norteamericanos blancos.

LA IMPORTANCIA DEL ESTILO DE VIDA

Los indios Pima son uno de los pueblos nativos americanos de los Estados Unidos. Su tasa de diabetes es una de las más altas del mundo, ¡la mitad de ellos tiene diabetes tipo 2!

Es interesante notar que esto sólo se observa entre los indios Pima que viven en los Estados Unidos. Los Pima que viven en México tienen una tasa de incidencia de diabetes de sólo el 5 por ciento. Es así como en los Estados Unidos 50 de cada 100 indios Pima tienen diabetes, mientras que en México sólo 5 de cada 100 son diabéticos. Desde el punto de vista genético, pertenecen al mismo pueblo. ¿A qué se debe esta gran diferencia?

Los dos grupos de Pimas tienen estilos de vida muy diferentes. Cuando los emigrantes europeos se establecieron en América, los Pima norteamericanos tuvieron que desplazarse. Dejaron los hábitos agrícolas y de pesca que habían heredado de sus ancestros y se convirtieron en cazadores, consumidores de una dieta alta en grasa y carbohidratos. Redujeron su actividad física. En contraste, sus parientes mexicanos continuaron con su estilo de vida tradicional, cazando, sembrando, pescando, consumiendo una dieta que constaba principalmente de granos, vegetales y frutas y realizando trabajo físico a diario. En este caso, el cambio en el estilo de vida de aquellos que se encontraban en Estados Unidos ¡incrementó la incidencia de diabetes en un factor de diez!

En África, las personas de raza negra tienen una tasa baja de diabetes porque siguen llevando un estilo de vida tradicional de trabajo en el campo y consumen alimentos sin refinar, granos y gran cantidad de vegetales y frutas. Cuando se desplazan hacia las ciudades, reducen su actividad física y consumen una dieta más occidentalizada, entonces aumentan de peso y tienen una mayor tasa de incidencia de diabetes.

CÓMO REDUCIR EL RIESGO DE DESARROLLAR DIABETES

Este libro indicará cómo reducir el riesgo de desarrollar diabetes y de sufrir sus complicaciones en caso de estar en riesgo. Si está en riesgo de desarrollar diabetes le ayudaremos a reducirlo. Si ya tiene diabetes, le ayudaremos a controlarle mejor, a reducir el riesgo de complicaciones y a que se sienta más fuerte.

Debido a que la diabetes afecta todo su organismo, manejarla y controlarla exigirá cambios en muchos aspectos de su vida pero son cambios que en último término serán benéficos. Para lograrlo, tendrá que aprender mucho acerca de la diabetes y acerca de usted mismo.

EL ESTUDIO DE PREVENCIÓN DE LA DIABETES

El Estudio de Prevención de la Diabetes indica, aún con más certeza, que es posible lograr cambios en el estilo de vida que representen una diferencia. En este estudio, se demostró que los pacientes pueden mejorar sus estilos de vida y evitar la diabetes. En el Estudio de Prevención de la Diabetes los investigadores estudiaron norteamericanos de distintos orígenes étnicos, en alto riesgo de desarrollar diabetes. Compararon aquellos que continuaban con sus estilos de vida previos con los que mejoraban su dieta, aumentaban sus niveles de actividad y perdían una cantidad moderada de peso. Este segundo grupo practicaba ejercicios media hora al día, cinco días por semana, y perdió un promedio de diez libras. Después de dos años, los investigadores pudieron determinar que el grupo que caminaba con frecuencia y había perdido peso tenía un riesgo 60 por ciento menor de desarrollar diabetes.

¿Qué hizo este grupo para mejorar tan significativamente su estado de salud? Estas personas aumentaron su actividad física con un ejercicio moderado, como el hábito de caminar por sólo dos horas y media por semana. Además, mejoraron sus dietas. Esto fue lo que los investigadores llamaron "un estilo de vida equilibrado". Todos tenemos que prestar atención al ejercicio y la dieta. Quienes redujeron su riesgo de diabetes eran personas comunes y corrientes de todos los grupos étnicos y raciales que necesitaban la ayuda y el apoyo que les brindó el programa de investigación.

No es fácil cambiar su estilo de vida. Se requerirá una estrategia y es probable que se requiera apoyo de terceros, pero sin duda es posible y los beneficios lo justifican; se sentirá mejor y será mayor la probabilidad de que pueda llevar una vida sana y más prolongada.

JUAN VA LOGRANDO CAMBIOS PASO A PASO

Juan decidió buscar más información sobre cómo reducir su riesgo de diabetes. Tomó una clase en su hospital local. Aprendió cómo aumen-

tar su nivel de actividad y cómo mejorar su dieta. Aunque el cambio de dieta lo hizo recordar los fracasos que había tenido con dietas anteriores, la cumplió fielmente.

En cuanto a su nivel de actividad Juan lo fue aumentando poco a poco. Comenzó por caminar media hora cada día y por bajarse del autobus una parada antes de su lugar de destino para ir al trabajo. También guardó el control remoto del televisor. Así se veía obligado a levantarse y estirarse cada vez que quería cambiar de canal. Por último, dejó de consumir comida chatarra.

Prevención

El Programa de Prevención de la Diabetes demostró que los cambios en el estilo de vida pueden evitar que quienes pertenecen al grupo de alto riesgo, lleguen a desarrollar la enfermedad. Si tiene uno o más de los factores de riesgo ya analizados, pertenecerá a este grupo. En ese caso, debe someterse a una serie de pruebas de diabetes. Estas pruebas son exámenes que se hacen para ver si tiene la enfermedad aunque no presente los síntomas. Esto significa hacerse una prueba de glucosa en ayunas, como ya lo indicamos en el Capítulo 1. El 20 por ciento de quienes son diagnosticados como diabéticos ya tienen complicaciones al momento del diagnóstico. Si se puede diagnosticar la diabetes y la prediabetes en forma temprana, será mejor la probabilidad de evitar complicaciones.

Una Familia más sana / Una comunidad más sana

Como adultos, nuestro comportamiento influye poderosamente en el de nuestros hijos y nuestras familias. Cuando se mejora la dieta, se ayuda también a que los hijos mejoren sus hábitos alimenticios. Sin embargo, esperamos que los hábitos de adoptar un estilo de vida sano se difundan por la sociedad. Dados los significativos resultados del Programa de Prevención de la Diabetes y del alarmante incremento en la incidencia de diabetes entre los norteamericanos, deberíamos esforzarnos por mejorar los hábitos de salud en las comunidades en general.

Puntos para recordar acerca del riesgo de desarrollar diabetes:

- Algunos factores de riesgo no se pueden modificar: la herencia, la etnicidad y la edad.
- Algunos factores de riesgo se pueden mejorar: el peso corporal, la dieta y el nivel de actividad.
- Mejorar su estilo de vida con una dieta adecuada, con un plan de ejercicios de media hora diaria cinco días a la semana y la pérdida de peso pueden reducir el riesgo de desarrollar diabetes.
- Si tiene factores de riesgo para diabetes, debe someterse a una prueba de diabetes.

CAPÍTULO TRES

SU HIJO DIABÉTICO

EL HIJO DE MARÍA TIENE DIABETES

María estaba preocupada por su hijo Daniel de 12 años. Acababa de recuperarse de un virus y ahora parecía tener una infección intestinal. No dejaba de vomitar y de quejarse de dolor de estómago. María se preocupó tanto que lo llevó a urgencias para asegurarse de que no fuera apendicitis. Se sorprendió cuando le dijeron que Daniel era diabético y que tendría que inyectarse insulina por el resto de su vida. No podía creer lo que el médico le decía. Era madre soltera. ¡Cómo podría encargarse de cuidar a un hijo diabético!

La diabetes es una de las enfermedades más comunes en la niñez después del asma. Sólo en los Estados Unidos, 130.000 niños son diabéticos. Muchos más tienen diabetes y no lo saben. En el pasado, más del 90 por ciento de los adultos diabéticos tenían diabetes tipo 2 y los niños tenían siempre diabetes tipo 1 (de hecho, la diabetes tipo 1 solía llamarse "diabetes de inicio juvenil" y la diabetes tipo 2 solía conocerse como "diabetes de inicio en la edad adulta"). Sin embargo, a partir de 1970, se ha triplicado la tasa de obesidad de los niños y es más frecuente entre ellos la diabetes tipo 2. Ahora, el 40 por ciento de los niños diabéticos tienen diabetes tipo 2.

DIABETES TIPO 1

La diabetes tipo 1 se presenta cuando el páncreas deja de producir insulina *(Véase el Capítulo 1).* Las células del páncreas que producen la insulina mueren, en algunos casos, como resultado de un ataque del sistema inmune, por lo general después de una enfermedad viral. A medida que mueren las células productoras de insulina, el páncreas produce menos de esta hormona. Eventualmente, la producción de insulina cesa por completo. Sin insulina, las células no pueden absorber la glucosa —su principal fuente de energía. Con la glucosa por fuera de las células, éstas no reciben energía mientras que el nivel sanguíneo de glucosa aumenta a niveles peligrosos.

Aunque la diabetes tipo 1 puede afectar a los niños desde una edad tan temprana como el nacimiento, el inicio se produce generalmente hacia la pubertad. La edad promedio para las niñas es entre los 10 y los 12 años y para los niños entre los 12 y los 14 años. (La diabetes tipo 1 puede presentarse también por primera vez en personas mayores. Por ejemplo, los alcohólicos que tienen crisis de pancreatitis pueden tener diabetes tipo 1, al igual que las personas con cáncer de páncreas o con ciertas infecciones que pueden afectar las células pancreáticas que producen la insulina). La diabetes tipo 1 es más frecuente en Americanos blancos que en afroamericanos, latinos, norteamericanos nativos y asiáticos.

Los síntomas de la diabetes tipo 1 son similares a los de la diabetes tipo 2, pero debido a que la enfermedad tipo 1 se debe a la carencia de insulina, su inicio tiende a ser más dramático. Los síntomas como pérdida de peso, vómito y dolor de estómago son más comunes en la diabetes tipo 1.

Otros posibles síntomas son:

- Frecuencia urinaria
- Sed
- Deseo compulsivo de consumir dulce
- Hambre generalizada

En un bebé o un niño que comienza a caminar, los síntomas de diabetes pueden ser difíciles de detectar. Es fácil pasar por alto el síntoma de frecuencia urinaria en un niño que aún no va al baño o que no puede decir qué le sucede. Con frecuencia, el bebé llega a estar muy enfermo antes de que los padres se den cuenta de que no se trata simplemente de un virus.

¿ES TIPO 1 O TIPO 2?

Cuando comienza la diabetes, resulta difícil saber cuál de los dos tipos de diabetes es. Tal vez los médicos sospechen algunos de los dos tipos pero no pueden estar seguros, aunque quienes presentan diabetes tipo 1 dejan de producir insulina, es posible que todavía tengan un poco de insulina porque las células que la producen están en proceso de desaparecer. Además, a medida que se desarrolla la diabetes, el páncreas se puede esforzar por producir más insulina, lo que produce una breve mejoría en el control de la glucosa sanguínea. Este momento en el que mejora la glucosa se conoce como *período de luna de miel.* Durante este período, los pacientes tienen la esperanza de que su diabetes esté mejorando, pero eso nunca ocurre.

Quien desarrolla diabetes debe mantenerse en contacto con su médico. Al comienzo, la necesidad de medicamentos puede cambiar rápidamente.

DIABETES TIPO 2

La diabetes tipo 2 se presenta cuando las células desarrollan resistencia a la insulina. En los niños, esto se asocia siempre con la obesidad. El 15 por ciento de la población infantil en los Estados Unidos está gravemente afectada por el sobrepeso. Esta tasa se ha triplicado desde los años setenta. Al igual que los adultos, los niños hacen menos ejercicio y comen demasiado. Pasan casi todo su tiempo libre frente a la televisión. Los colegios han reducido el tiempo de recreo y los programas atléticos, lo que deja a los niños con menos oportunidades de practicar actividades físicas. La combinación entre el aumento en la tasa de obesidad con la predisposición genética, hace que las probabilidades de que las tasas de diabetes aumenten son altas.

Sin embargo, también hay factores de riesgo genéticos responsables de este aumento. Cerca del 60 por ciento de los niños con diabetes tipo 2 son hijos de un padre o una madre diabética. La mayoría provienen de minorías étnicas. Las dos terceras partes son niñas.

La diabetes es una enfermedad más grave en los niños. Tienen toda su vida por delante, lo cual significa años de diabetes con la posibilidad de desarrollar complicaciones.

Síntomas de la diabetes tipo 2

Por lo general, la diabetes tipo 2 comienza en forma más sutil que la diabetes tipo 1. Un considerable número de niños con diabetes tipo 2 ni siquiera sabe que la tiene. Los síntomas que hay que buscar incluyen:

- Frecuencia urinaria
- Sed
- Visión borrosa
- Infecciones
- Pérdida de peso

UNA AFECCIÓN RELACIONADA CON LA DIABETES

La acantosis nigricans es una afección caracterizada por parches de piel oscura en las axilas y el cuello. Se presenta en el 60 por ciento de los niños con diabetes tipo 2.

CARLOS SE PREOCUPA POR SU HIJA

Desde hacía algún tiempo, Carlos había estado preocupado por su hija de 13 años, Tania. Desde que se fueron a vivir a otra ciudad, parecía deprimida. No le iba bien en el colegio, y, los fines de semana, los pasaba sentada frente al televisor comiendo papas fritas. Carlos sabía que su hija era una chica hermosa, pero estaba engordando. Cuando empezó a quejarse de visión borrosa y se negaba a ir al colegio, Carlos pensó que sólo quería evitar a sus compañeros que se burlaban de ella. Pero la llevó al médico, sólo para asegurarse de que todo estuviera bien. Se sorprendió cuando el doctor dijo que era diabética. Carlos había tenido diabetes por años ¡debía haber reconocido los signos!

CÓMO MANEJAR LA DIABETES EN SU HIJO

Saber que se tiene un hijo con diabetes es un gran golpe. Pero como padre, hay que controlar los sentimientos para darle al niño la ayuda que necesita. Será necesario darle un estilo de vida más sano, incluyendo una dieta más adecuada y una mayor cantidad de actividad física. Es posible que deben hacerse controles de glucosa o, si su hijo ya es lo suficientemente grande, asegurarse de que se la controle él mismo. Tal vez haya que inyectarle insulina o asegurarse de que tome sus medicamentos. Para un padre ocupado, estas nuevas responsabilidad parecen abrumadoras.

Es posible que el niño esté pasando por una crisis emocional que se produce al descubrir que se es diabético *(Véase el Capítulo 4)*. Sin embargo, debido a que se trata de un niño, es posible que no sepa lo suficiente como para encontrar la lógica de lo que está ocurriendo. Será necesario tranquilizarlo y a la vez controlar sus propios sentimientos de tristeza y culpabilidad. Muchos padres se sienten culpables cuando se le diagnostica una enfermedad crónica a uno de sus hijos. Se preocupan de que sea por su culpa. No es su culpa. Las razones de ser de la diabetes son complejas. No siempre son sólo factores hereditarios ni dietéticos, ni problemas de sobrepeso. Por lo tanto no se culpe de la diabetes de su hijo. Más bien responsabilícese de ayudarle a llevar una vida lo más sana posible.

Otra fuente de culpabilidad y de estrés para un padre es la necesidad de tomar en consideración las necesidades del niño diabético y también las necesidades del resto de la familia. Es normal tener que dedicarle más atención al hijo con diabetes, sobre todo justo después del diagnóstico. Tanto los padres como el niño tienen que aprender e informarse acerca de la enfermedad y cómo tratarla. Será necesario hacer exámenes, y someterse a controles médicos. Habrá que determinar la forma de cambiar el estilo de vida para que el niño pueda evitar complicaciones. Es lógico que los demás miembros de la familia puedan sentirse ignorados y que piensen que se les presta menos atención.

ASEGÚRESE DE QUE SU HOGAR SEA SANO

Los alimentos

Nadie en la familia se sentirá contento de tener que someterse a una dieta más restrictiva. Esto puede ser causa de conflicto. Pero si sigue habiendo comida chatarra y dulces en la casa, el que se sentirá ignorado será el niño diabético. Por otra parte, si se eliminan por completo los dulces y las meriendas, sus otros hijos estarán disgustados. Recuerde que una dieta más sana es mejor para *toda* la familia. Servirá para ayudar a su hijo a manejar la diabetes y también ayudará a sus demás hijos a adoptar hábitos alimenticios más saludables. Recuerde que la diabetes es hereditaria. Hay que hacer todo lo posible por evitar la diabetes en los otros niños. Una dieta sana no solamente reduce el riesgo de diabetes sino el riesgo de obesidad, enfermedad cardiaca, hipertensión, colesterol elevado, caries y cáncer. Les ayudará a crecer más sanos y fuertes y a tener más energía. Su responsabilidad como padre es hacer lo que más les convenga a sus hijos, no necesariamente lo que más les gusta.

Actividad física

Toda la familia debe aumentar el nivel de actividad física. Hay que limitar el tiempo que se dedica a la televisión. Los niños que pasan horas frente al televisor o a la computadora no hacen el ejercicio que requieren. Es necesario ser consciente de cómo la propaganda por televisión influye en usted y en sus hijos. La publicidad es un negocio multimillonario cuyo objetivo es convencer a la gente de que desea un determinado producto. Los avisos hacen que lo que se vende se vea muy atractivo; sus niños pueden creer que no serán felices ni populares entre sus amigos si no lo pueden tener. Desafortunadamente, gran parte de los comerciales dirigidos a los niños se relacionan con alimentos poco saludables, cereales demasiado dulces, bebidas gaseosas, meriendas con alto contenido de grasa y sal y comidas rápidas que tienen siempre unas apariencia muy apetitosa. Hay que apagar el televisor o asegurarse de que los niños entiendan que no tienen que consumir todo lo que se anuncia por la pantalla como si fuera indispensable para una vida sana y feliz. Hay que tener en cuenta que mientras se anima al niño diabético a incrementar su actividad física, hay que fijarse de su nivel de azúcar antes y después de practicar dicha actividad. Esto es importante porque su hijo no debe hacer ejercicio si sus niveles de azúcar son bajos.

En niños más pequeños

Si el niño diabético es pequeño, le resultará más fácil controlarlo. Puede elegir una dieta sana. A casi todos nos gustan los alimentos grasosos, salados o dulces, pero se pueden entrenar las papilas para que estos alimentos sean menos deseables. Por ejemplo, la leche entera parece demasiado grasosa y pesada a quienes normalmente consumen leche descremada. Si inicia a su hijo en una dieta sana, lo más probable es que en el futuro disfrute los alimentos más sanos.

Es difícil para los niños ser tan organizados como lo exige la diabetes. Hay que ayudarles a mantener un horario de comidas y refrigerios sanos, de ejercicio regular y de medicamentos, según sea necesario.

Cuando ya han adquirido el hábito, los niños pueden aprender a controlar su azúcar y administrarse su propia insulina, aproximadamente desde los 7 años. Esto puede ayudar a que se sientan independientes y en control de su situación. Los niños más pequeños son menos propensos a la presión de sus compañeros. Es posible que los amigos piensen que su medidor de glucosa es "chévere". Haga que su niño sienta que es una persona normal y capaz de cuidarse. Puede hacer todo lo que haga un niño que no tiene diabetes, con unas mínimas modificaciones en lo que respecta al cuidado de su salud.

La hipoglicemia

Si su niño recibe medicamentos, toda la familia debe estar enterada de cómo reconocer y cómo tratar la hipoglicemia.

Los síntomas tempranos de la hipoglicemia son iguales en niños y adultos. (*Véase el Capítulo* 7). Estos síntomas son:

- Escalofríos
- Sudoración fría
- Palpitaciones aceleradas
- Sensación de inestabilidad
- Sensación de torpeza
- Hambre súbita
- Cansancio repentino
- Dolor de cabeza

Si su hijo es demasiado pequeño para comunicarse, esté atento a cambios de ánimo y a su nivel de alerta.

Mantenga a la mano ampolletas de glucagón (una hormona que sólo se vende con prescripción médica y hace que el hígado libere el azúcar allí almacenada) y asegúrese de que toda la familia sepa cómo utilizarlas, y cuándo es necesario llamar al 911. (*Véase el Capítulo 7*).

Hasta cuando su hijo llegue a la adolescencia, es mejor que su azúcar tienda hacia un nivel poco alto, en lugar de estar un poco bajo. En los niños pequeños, la hipoglicemia es un problema menor. Los estudios han demostrado que el momento más importante de controlar el azúcar para evitar las complicaciones de la diabetes es cuando los niños llegan a la adolescencia. En ese punto, será necesario incrementar el control.

En el colegio

Si su niño tiene edad de ir al colegio, tiene derecho a que el sistema le brinde ayuda. La diabetes se considera una discapacidad, y es ilegal discriminar a alguien que sea diabético. Eso significa que, en el colegio, su niño tiene derecho a participar en todas las actividades escolares, además, el colegio debe darle a su hijo la oportunidad de atender el cuidado de su diabetes. El colegio le debe permitir tomar los refrigerios necesarios, ir al baño, controlar su glucosa sanguínea y tomar sus medicamentos. Su hijo tiene derecho a obtener ayuda para estas actividades, si la necesitara. El personal del colegio que está en contacto permanente con su hijo debe poder reconocer y tratar la hipoglicemia.

Usted debe informarse acerca de los alimentos disponibles en el colegio. Muchos almuerzos escolares y máquinas dispensadoras ofrecen demasiados alimentos con alto contenido de grasa, azúcar y sal. De ser así, será necesario que su hijo lleve su propia comida al colegio. (Usted será responsable de proveer los suministros que requiera). Mejor aún, consulte con el personal del colegio y otros padres para mejorar la selección de alimentos para todos los alumnos. Podrá obtener información de cómo hacer esto, consulte el *Manual de Equipo de Recursos Alimenticios Escolares* que publica el Centro de Ciencias de Interés Público (CSPI), un grupo de asesores en nutrición. Este manual se consigue en línea en *http:/cspinet.org/schoolfood.*

Consulte acerca de campamentos para diabéticos. Se encuentran en todo el país y se especializan en actividades para niños diabéticos. En estos campamentos, su hijo aprenderá a cuidar su diabetes. Llevará un estilo de vida sano, controlará su nivel de azúcar, tomará alimentos adecuados y practicará ejercicio. Lo que es más importante, conocerá a otros niños iguales a él y se sentirá menos solo, lo cual es una experiencia maravillosa para los niños diabéticos.

Su adolescente

Los años de la adolescencia representan nuevo retos para el tratamiento de la diabetes en los niños. En esta época, es normal que los niños quieran adaptarse a su grupo de amigos y separarse de sus padres. Como resultado, tal vez su hijo quiera negar el hecho de ser diabético (a menos que alguno de sus amigos también lo sea). Es posible que deje de tomar los medicamentos y de seguir una dieta adecuada. Algunas niñas llegan a desarrollar trastornos alimenticios e intentan dejar de tomar los medicamentos para perder peso.

Ser adolescente es una época de emociones fuertes y muchos jóvenes son propensos a sufrir de depresión. Los niños obesos suelen ser objetos de las burlas de sus compañeros. Si su adolescente tiene sobrepeso, en especial si es mujer, es posible que se sienta aislada y que se mantenga aislada para evitar actividades y prefiera quedarse en casa viendo televisión y comiendo.

Procure mantener abiertas las líneas de comunicación. Dedíquele tiempo. Prepare con ella los alimentos. Salgan a caminar juntas.

Asegúrese de que su adolescente esté bien informada acerca del sexo seguro y el control de la natalidad. Un bebé que nazca de una madre que no ha sabido controlar su diabetes con la debida anticipación no tendrá un buen comienzo en la vida. Lleve usted también un estilo de vida sano para que su adolescente vea en usted un buen ejemplo.

Opciones de estilos de vida sanos para niños y adolescentes

- El agua y la leche descremada son las bebidas más sanas, mientras que las gaseosas dietéticas son una buena alternativa a la gaseosa común.
- No exagere en la cantidad.
- Asegúrese de que su hijo entienda cuáles son los alimentos más sanos.
- Ofrezca a su hijo alternativas de refrigerios sanos.
- Promueva la autoestima de su hijo.
- Anímelo a que practique actividades físicas.
- Limite el tiempo que pasa frente al televisor.

CAPÍTULO CUATRO

CÓMO CONTROLAR SUS SENTIMIENTOS

ÁNGELA RECIBE LA NOTICIA

Cuando Ángela, una joven y activa vendedora supo que tenía diabetes, se sintió realmente molesta. La acababan de ascender en su trabajo. Estaba saliendo con alguien que le interesaba, y con quien quería casarse. Trabajaba duro para llegar a tener éxito ¡y ahora la diabetes le había arruinado la vida! Estaba disgustada con su médico. Normalmente había sido siempre amable y respetuoso. Ahora, de pronto, había adoptado una actitud seria, y había intentado asustarla hablándole acerca de la ceguera y de la deficiencia renal. La enfermera le había asegurado que su nivel de azúcar no eran tan alto. Ángela simplemente había dejado de confiar en su médico.

Durante la fiesta de Navidad de la oficina, había evitado los postres, diciendo a todo el mundo que había empezado una nueva dieta. No permitiría que nadie supiera que era diabética. De hecho, ni siquiera estaba segura de tener diabetes. Fuera como fuera, así como se lo había dicho a la enfermera, si el médico intentaba darle alguna medicina, la tiraría por el inodoro.

SUS SENTIMIENTOS: UNA FUERZA PODEROSA

El primer paso para saber vivir con la diabetes no consiste en adoptar una dieta ni tomar medicamentos. No se trata de insulina ni de encontrar el mejor médico. El primero paso para cuidar la diabetes es *controlar sus propios sentimientos.* La diabetes es una enfermedad grave y crónica, y el diagnóstico es algo que muchas veces produce miedo. Se suele pensar de inmediato en las inyecciones y en la eliminación de ciertos alimentos, en el hecho de ser diferente, de poder llegar a requerir una amputación o de perder la vista, o de morir joven. No hay forma de evitarlo. Saber que se tiene diabetes son malas noticias.

Cuando se reciben malas noticias es normal que se produzca una serie de respuestas típicas:

- Incredulidad (*"Imposible ¡esto no me puede estar pasando a mí!"*).
- Negación (*"El médico se equivoca. Estoy muy bien"*).
- Tristeza (*"Me hace falta comer y beber lo que deseo y echo de menos mi vida. Nada volverá a ser lo mismo"*).
- Ira (*"¡No es justo! ¡Todo esto es culpa suya!"*).
- Tratar de negociar (*"Prometo que me portaré mejor, me cuidaré, Dios mío, simplemente quítame esta enfermedad"*).
- Aceptación (*"Está bien, así es. Lo acepto. Lo puedo manejar"*).

Es posible que estos sentimientos vengan uno tras otro, por etapas, o pueden venir todos a la vez, mezclados. También pueden desaparecer, sólo para volver a presentarse en el momento menos esperado. Dejarse dominar por sus sentimientos puede ser peligroso para su salud. Puede decidir ignorar el hecho de ser diabético, y comer y beber lo que desea hasta que enferme. Es posible que la depresión le impida salir, menos aún hacer ejercicio. Es posible que experimente ansiedad hasta el punto de que no resista siquiera la idea de controlar su nivel de azúcar. Tal vez sienta tanta ira que no quiera consultar al médico, ni pedir apoyo a su familia y sus amigos.

Sólo cuando pueda controlar sus sentimientos podrá realizar los cambios necesarios para saber vivir con la diabetes. Y para controlar sus sentimientos debe aceptarlos y analizarlos. Tal vez le ayude también hablar de ellos con alguien cuyo criterio respete, ya sea un familiar, un amigo, un representante de su iglesia, un profesional en salud mental o los miembros de un grupo de apoyo.

En nuestro ejemplo, Ángela solía ser una persona en control de sí misma y de su carrera. Saber que tenía diabetes fue un golpe muy desagradable porque la hizo sentir que había perdido el control.

Casi todo el mundo tiene reacciones negativas al enterarse de que tiene diabetes. Conviene analizar algunos de esos sentimientos y saber por qué se puede reaccionar de determinada forma y qué se puede hacer al respecto.

Sorpresa

Es posible que la noticia lo sorprenda negativamente:

- Se siente aturdido.
- No sabe qué pensar.

Cuando alguien se entera de que tiene una enfermedad grave, es normal que entre en shock o incertidumbre. Esa sensación de incertidumbre que tenemos cuando ocurre algo que nos cambia la vida. Nos protege durante un momento al hacer que quedemos aturdidos, esto nos da tiempo de adaptarnos al cúmulo se sentimientos que empiezan a surgir.

Negación

Es posible que se encuentre en estado de negación:

- Si piensa que su nivel de azúcar sanguíneo es un poco alto y que esto no significa que tenga diabetes.
- Si cree que su diabetes es "leve" y que no le puede producir complicaciones graves si no la trata.
- Si decide que no vale la pena ocuparse de la diabetes porque "todos nos tenemos que morir en algún momento" y más vale disfrutar la vida.
- Si piensa hacer algo que realmente sabe que es malo para usted (como deshacerse de los medicamentos prescritos por el médico).
- Si pospone el cuidado de su salud porque "no tiene tiempo".

La negación significa negarse a creer algo que es cierto y evidente. Normalmente es una de las primeras reacciones a una mala noticia. Mientras la negación no sea más que eso —una primera reacción— ésta puede ser transitoriamente útil dado que permite digerir más despacio cualquier noticia desagradable. Por ejemplo, Ángela quería pensar que tal vez no fuera diabética porque la enfermera le había dicho que su diabetes era “leve”. Aunque Ángela era lo suficientemente inteligente como para saber que las pruebas que le habían hecho demostraba que tenía diabetes, pensar en lo que eso significaba era tan abrumador que no lo podía enfrentar. Afortunadamente, mientras que una parte de Ángela no quería creer que tenía diabetes, otra parte de ella ya estaba dando los primeros pasos para cuidarse al rechazar los postres en la cena de Navidad.

No fue sino hasta que Ángela al fin pudo aceptar que tenía diabetes, que pudo comenzar a cuidarse como debía.

El aislamiento

Es posible que se esté aislando:

- Si evita ciertas personas y ciertas situaciones.
- Si piensa que nadie entiende lo que le está pasando.

Otro resultado común de recibir una mala noticia es pensar que se es diferente de todos los demás. Tal vez crea que es la única persona en el mundo que tiene este problema, aunque sepa que hay muchos diabéticos. Es posible que quiera evitar la compañía de otras personas para no tener que hablar de su salud. Tal vez piense que le resultará demasiado difícil intentar funcionar en el mundo en vista de todo lo que tiene que hacer para cuidar su salud.

La diabetes *le cambiará* la forma de vivir en el mundo. Estará en una situación distinta de la de la mayoría. Pero no estará solo. No permita que lo invada una sensación de soledad mayor de lo normal. Tendrá que hacer planes de antemano, establecer horarios, restringir sus hábitos alimenticios, programar sus medicamentos, hacer ejercicio y programar con anticipación las citas médicas. Si intenta ocultar todo esto a su familia y a sus amigos tendrá que soportar una pesada carga adicional. En el caso de Ángela, por ejemplo, ella pudo asistir a la fiesta de Navidad en vez de excusarse y aislarse aún más.

Es cierto que, como todos los demás, los diabéticos tienen derecho a su privacidad. No todo el mundo tienen por qué enterarse de su estado de salud. Pero cuídese de no mentir por sentirse avergonzada. Hay quienes se avergüenzan de la diabetes porque creen que si la tienen es por su culpa. De hecho ¡nadie tiene la culpa de la diabetes! Otros tal vez no le cuenten a sus familias porque no quieren preocuparlas. Si decide no contarle a nadie que es diabético (aunque no es la estrategia que recomendaríamos) asegúrese de entender las razones por las que ha tomado esa decisión.

Ira

Es posible que sienta ira:

- Si se torna mucho más irritable.
- Si se siente ofendido con más facilidad.
- Si siente una tensión intensa en su rostro y su cuello.

No es justo. ¿Por qué usted? Es difícil tener una enfermedad. Manejar la diabetes requerirá una buena parte de su tiempo, de su energía emocional y, tal vez, de su dinero, al menos al comienzo. Es posible que sienta resentimiento por tener que programar su vida con base en sus necesidades de cuidado de salud. Tal vez sienta que tiene que privarse de los alimentos que más le agradan. Es posible que se sienta frustrado de tener que recordar las dosis de los medicamentos y controlar los niveles de azúcar en la sangre. Sin duda pensará que no es justo ser diabético.

La ira es un sentimiento normal cuando se enfrenta el problema. Dado que realmente no puede desahogar su ira contra la enfermedad, es posible que la desahogue contra quienes lo rodean. Puede pensar que su esposa no lo entiende al seguir comiendo postres que usted no puede comer. Es posible que se moleste con su médico que tiene una actitud demasiado acelerada y no responde sus preguntas de forma clara para que usted entienda.

Al igual que con sus demás sentimientos, le será más fácil controlarlos si puede aceptar su ira. Si piensa en eso, es probable que pueda sacarle provecho a este sentimiento. En lugar de perder la paciencia por todo, utilice su ira para intensificar los problemas que debe resolver. Es fácil encontrar las fuentes específicas de la ira cuando se razona en esa forma. No puede evitar la diabetes, pero sí puede hablar con su esposa para que le ayude a mantener sus hábitos alimenticios. Puede y debe pedirle a su médico que se tome el tiempo necesario para aclarar todas sus dudas.

La culpabilidad

Es posible que se sienta culpable:

- Si piensa que está afectando a otras personas por dedicar tiempo a cuidar su salud.
- Si se culpa de tener diabetes.

No es culpa suya. A veces parecería que la diabetes le cambió totalmente la vida y naturalmente eso afecta a quienes lo rodean.

Tal vez tenga que pedir permiso en el trabajo para cumplir algunas citas médicas. Tal vez deba gastar más dinero en medicamentos que en un juguete nuevo para su hijo. Es importante que considere su salud como una prioridad, aunque esto signifique no hacer tanto por quienes lo rodean. Muchos se sienten culpables de dar mayor importancia a su salud que a todos los demás. En la sociedad en que vivimos estamos acostumbrados a sobrecargarnos de responsabilidades y trabajo. Por lo general resulta difícil reducir tanto el trabajo como las responsabilidades para ocuparse de la propia salud. Con frecuencia el sentimiento de culpa es muy fuerte cuando intentamos hacerlo.

Otros pueden sentirse culpables porque no pudieron superar los factores de riesgo de la diabetes. Recuerde que si tiene sobrepeso, la diabetes no se le desarrolló por su culpa. Algunas personas obesas no desarrollan diabetes, otras sí. Piénselo así: Si tiene diabetes, también tiene la señal que le ayudará a mejorar su estilo de vida.

Tristeza

Es posible que esté triste:

- Si no deja de pensar en lo mucho que ha perdido.

Esta es probablemente la respuesta más común a una mala noticia. Saber que se es diabético significa perder la imagen de ser una persona saludable. Tal vez sienta que ha perdido la vida que tenía, la vida que había imaginado que llevaría (aunque, eventualmente, lo más probable es que las cosas no resulten tan mal como lo imagina). Puede sentirse triste porque piensa que ser diabético lo diferencia de los demás. Tal vez eche de menos no poder volver a comer ciertos alimentos, es posible que le haga falta su antiguo cuerpo, aparentemente indestructible.

Depresión

Puede estar deprimido:

- Si llora demasiado o con mucha facilidad.
- Si duerme muy poco o duerme demasiado.
- Si no tiene apetito.
- Si no se siente bien consigo mismo.
- Si se siente desesperado e indefenso.
- Si no tiene fuerzas.
- Si nada le entusiasma.
- Si piensa en hacerse daño.
- Si tiene molestias y dolores que no se relacionan con actividades físicas.

Sin embargo, muchos se sienten mejor cuando aprenden a cuidarse y se acostumbran a la diete, el ejercicio y al régimen de medicamentos.

Es posible que el simple hecho de pensar en su salud le cause depresión. Sin embargo, muchos se sienten mejor cuando aprenden a cuidarse y se acostumbran a la dieta, el ejercicio y al régimen de medicamentos. Sin embargo, si su depresión no desaparece, será necesario consultar a su médico. Los estudios demuestran que los diabéticos tienen una tendencia cuatro veces mayor a deprimirse que la población en general. La depresión es una reacción común y no hay por qué avergonzarse. Lo que sí debe avergonzarlo es permanecer deprimido cuando hay tantos tratamientos para la depresión. La depresión es una enfermedad grave que, de no tratarse, hará que le resulte muy difícil cuidar su diabetes.

Miedo

Puede tener miedo:

- De lo que puede depararle el futuro.
- De la molestia de tenerse que aplicar inyecciones y hacerse controles.
- De las complicaciones de la diabetes.

Hay muchas cosas en el tratamiento de la diabetes que causan miedo. Las inyecciones de insulina, el riesgo de quedar ciego, el riesgo de tener que someterse a una amputación, y morir joven son algunas de las cosas que pueden ocurrirle a alguien con diabetes. Es normal imaginar "el peor de los casos". Sin embargo, con los adelantos médicos recientes, ahora el tratamiento para la diabetes es mejor que nunca, y seguirá mejorando. Si aprende a cuidarse bien, lo más probable es que los aterradores problemas de salud producidos por la diabetes, de los cuales haya podido oír hablar, probablemente nunca le ocurrirán.

El miedo debe ser un medio para motivarse a controlar sus niveles de azúcar y a cumplir sus citas médicas de control, así como a tomarse el tiempo necesario para cuidarse de la mejor manera posible.

Ansiedad

Tendrá ansiedad:

- Si no puede dormir.
- Si no puede controlar todo lo que se le viene a la mente.
- Si tiene uno o más de los síntomas físicos de la ansiedad: palpitaciones, dolor de pecho, sudoración, sensación de debilidad, náuseas, sensación de no poder respirar.
- Si se siente intranquilo.
- Si su ansiedad le impide cuidarse (por ejemplo, si no le permite controlar usted mismo sus niveles de glucosa).

La ansiedad es un miedo que no desaparece. Es constante e intenso. Si tiene ansiedad es posible que no pueda pensar en nada más que en las cosas que le pueden ocurrir debido a la diabetes. La ansiedad agota. Llegará a un estado de ansiedad tan abrumador que no podrá cuidar su diabetes ni desarrollar ninguna de sus otras actividades diarias.

La ansiedad puede ser una respuesta normal a algo que produzca tanto estrés como saber que se es diabético. Sin embargo,

---

Sus sentimientos son reales y normales, pero son como niños pequeños. ¡Quieren que les preste atención de inmediato! Debe respetarlos y prestarles atención, pero si quiere vivir lo mejor posible con la diabetes, va a tener que aprender a controlar sus sentimientos.

---

si la ansiedad interfiere con su capacidad para desarrollar sus actividades diarias o con su capacidad de sentirse bien, debe considerar la posibilidad de buscar atención profesional.

SABER ACEPTAR, SABER CAMBIAR

La sabiduría proviene de la experiencia. Ser diabético será algo que le ofrezca muchas experiencias, tanto malas *como* buenas. En primer lugar tendrá la experiencia de inseguridad o incertidumbre y la desilusión del diagnóstico. Pero también tendrá el orgullo de poder aprender sobre la enfermedad y de saber cuidarse debidamente.

A algunos les ayuda recordar la Oración de la Serenidad: "Señor, concédeme la serenidad de aceptar las cosas que no puedo cambiar, el valor para cambiar las cosas que puedo cambiar y la sabiduría de diferenciar unas de otras". Sus sentimientos son reales y normales, pero son como niños pequeños. ¡Quieren que les preste atención de inmediato! Debe respetarlos y prestarles atención, pero si quiere vivir lo mejor posible con la diabetes, va a tener que aprender a controlar sus sentimientos.

ÁNGELA INTENTA CONTROLAR SUS SENTIMIENTOS

A Ángela le tomó un tiempo acostumbrarse a la idea de ser diabética; pero después de unos meses ya no le parecía gran cosa. Se sentía mucho mejor ahora que controlaba sus niveles de glucosa y había mejorado su dieta. Después de que comentó con algunos de sus compañeros de oficina que tenía diabetes, uno de ellos la acompañaba a caminar casi todos los días durante la hora de almuerzo. Ángela estaba tranquila de haber logrado controlar la situación. Se sentía orgullosa porque lo había logrado con un gran esfuerzo.

Cuando fue adonde su médico para la siguiente cita de control no esperaba enterarse de que a pesar de todo su esfuerzo, su nivel de azúcar era aún más alto. El médico comenzó a hablarle de nuevo de los medicamentos. Ángela había hecho un verdadero esfuerzo y le había ido muy bien, y pensaba que el doctor la estaba culpando de tener niveles altos de azúcar. Se fue a casa desilusionada, furiosa con su médico, furiosa con ella misma porque no había podido vencer la diabetes.

Inconvenientes

Siempre encontramos inconvenientes en la vida. Es bueno estar mentalmente preparados para ellos. Y así como las cosas pueden empeorar, también pueden volver a mejorar. Algunos se sorprenden de volver a experimentar un sentimiento doloroso que pensaron que habían superado. Los sentimientos suelen volver, pero en forma de ecos, por lo general su duración es más corta y su intensidad es menor.

Ese "retorno" de factores negativos puede ocurrir a veces al recordar que se tienen limitaciones (como no poder caminar descalzos en la playa, porque hay que cuidar los pies). Si hay algún inconveniente médico, todos esos sentimientos negativos que experimentó al recibir el diagnóstico de la diabetes podrían regresar. Es posible que vuelva a experimentar rechazo, ira, miedo y las demás sensaciones negativas.

Entre mejor logre controlar sus sentimientos, mejor podrá manejarlos cuando reaparezcan.

¿Para qué molestarse?

Manejar la diabetes es muy difícil y ¡ni siquiera hemos empezado a analizar el aspecto de la dieta, el ejercicio y los medicamentos!

Sólo manejar los sentimientos puede ser agotador, entonces ¿para qué molestarse? Recuerde que el simple hecho de leer este libro representa un gran paso en la forma como cuide su salud. Tal vez desee elaborar una lista de sus razones para mantenerse en buen estado físico. Luego, cuando realmente no le parezca tan difícil, podrá recordar lo que está en juego. Aquí hay algunas prácticas emotivas positivas, que han ayudado a otros diabéticos:

- Piense en todas las cosas buenas que le esperan y enumérelas. Pueden incluir visitar un amigo, ir al cine, hacer un viaje, asistir al grado de su hijo. Para cualquiera de estas cosas tendrá que estar en buena salud.
- Piense en sus seres queridos. Querrá estar bien para poder pasar tiempo con ellos.
- Piense en sus hijos o en sus nietos. Usted es un importante ejemplo para ellos. Les estará enseñando cómo deben hacer para cuidarse por el resto de sus vidas.
- Recuerde: Esta es la única vida que tiene. Tiene diabetes. ¡Va a vivir una vida plena *a pesar* de ella!

Felicidad

Se puede ser diabético y feliz. Se puede ser diabético y a la vez mucho más saludable que muchas personas que no son diabéticas. Si logra seguir las recomendaciones de dieta, ejercicio y manejo de su glucosa sanguínea, estará haciendo más por su salud que muchas otras personas. Sí, cuando se recibe el diagnóstico inicial de diabetes, tal vez sienta que la vida le ha jugado una pasada injusta. Sí, tomará tiempo aceptarlo y asimilar esta realidad, antes de que pueda sentirse normal de nuevo. Pero, sí, se volverá a sentir normal.

Varios estudios han investigado los elementos que pueden ayudar a los diabéticos a ser felices. Estas son las cosas que debe buscar:

- *Las personas diabéticas son ahora más felices de lo que eran normalmente.* Ya hemos hablado de la importancia de hacer ejercicio cuando se es diabético, y lo analizaremos en más detalle en el Capítulo 5.
- *El apoyo de la familia* que ayuda a los diabéticos a sentirse más tranquilos y confiados.
- *Buen control de la glucosa*, lo que se asocia con una sensación de bienestar positiva, aún cuando se requiera insulina para controlar la glucosa.
- *Hay que darle tiempo al tiempo.* La mayoría de los diabéticos se sienten mejor con ellos mismos a medida que pasa el tiempo y se acostumbran a vivir con la diabetes.
- *Mantener una buena actitud* ayuda a reforzar los sentimientos positivos. Cada día, acuérdese de contar sus bendiciones. Trate de encontrar el lado humorístico de cada situación. Un buen sentido del humor es una gran ayuda.
- *Hay que tener fe.* Puede ayudarle su fe en Dios.
- *Encontrar un buen grupo de apoyo* es algo que brinda seguridad y un verdadero sentido de pertenencia. No es la única persona en esa situación. Hablar con otros que tienen las mismas experiencias, aprender de sus

puntos de vista, y consejos que su médico y la persona encargada de instruirlo sobre la diabetes tal vez no sepan, saber que hay otras personas con diabetes que llevan vidas normales, y realmente darse cuenta de cómo lo hacen y entenderlos son ventajas invaluables. La Asociación Norteamericana de Diabetes tiene una lista de grupos de apoyo en su área, basta llamar al 1–800–DIABETES (342–2383), visite *www.diabetes.org*, o comuníquese con su hospital local para más información.

ÁNGELA VA A SU CASA PARA LAS FIESTAS

Ángela programó cuidadosamente su visita a la casa de sus padres en Nueva York. Empacó sus medicamentos en su maletín de mano y llamó a la aerolínea con anticipación para ordenar comida de diabético. Además, se aseguró de llevar un refrigerio por si el avión se demoraba en salir y transcurría mucho tiempo antes de que sirvieran la comida.

Desde que Ángela le contó a su familia sobre su diabetes, su madre se dedicó a preparar alimentos que Ángela pudiera comer. Pero los días de fiesta representaban un verdadero reto. Ángela se sintió triste cuando su tía Carlota le ofreció orgullosamente un trozo de su bizcocho de ron, especial para nochebuena. Todos saben que la tía Carlota trabaja durante días para preporar ese postre en especial. Pero Ángela se había preparado ya emocionalmente. Sabía que no debía sentirse culpable. Dijo a la tía Carlota cuánto le había gustado ese postre siempre y aceptó probar un bocado, pero no toda la tajada que la tía le ofrecía. Recordó los buenos tiempos que había pasado con su familia y pensó en todo lo que se divertirían de aquí en adelante. ¡La torta de ron no era el único camino a la felicidad!

Cómo actuar con sus amigos y su familia

Sus relaciones con quienes la han conocido toda la vida tienen un gran impacto en su felicidad. En el momento en que se entera de que tiene diabetes, esas relaciones pueden cambiar. Hay personas que no van a ser muy comprensivas en cuanto a su esfuerzo por mejorar su estilo de vida. Otras por el contrario pueden exagerar y abrumarla de consejos. En cambio, pueden sorprender por su comprensión.

De usted depende cuánto contar acerca de su diabetes. Tal vez convenga contárselo a unos pocos amigos íntimos y a algunas personas en su lugar de trabajo, por si ocurre una emergencia. Recuerde que no hay por qué avergonzarse de ser diabético, es un problema de salud muy común; lo más probable es que en una reunión no sea la única persona que la tenga. Si cuenta que tiene diabetes, podrían ayudarle más en sus decisiones diarias para comer y hacer ejercicio como se requiere.

Las comidas

A veces las personas son muy sensibles cuando se trata de la comida. Además de nutrir, los alimentos son muy significativos en nuestra cultura. La comida nos ayuda a celebrar y a mantener nuestras tradiciones y además nos da una sensación de tranquilidad. Aunque tenga diabetes, otras personas pueden molestarse de que usted no reciba los alimentos que le ofrecen.

Procure ser amable pero firme. Si alguien insiste en que coma algo que sabe que no es bueno para usted, cuente que tiene diabetes y que no lo puede comer. Además, también puede decir que se la llevará a casa y lo comerá más tarde (y dárselo a alguien más). O puede probar un bocado. En el próximo capítulo analizaremos la dieta, uno de los elementos clave para el tratamiento de la diabetes.

El ejercicio

Practique ejercicio con sus amigos o con sus familiares. El ejercicio es bueno para casi todo el mundo y es una actividad divertida que puede compartirse. (En el Capítulo 6 le daremos algunas ideas).

Recuerde:

- Es normal sentir disgusto al conocer el diagnóstico de diabetes.
- No niegue sus sentimientos; en la mayoría de los casos, las personas se sienten mejor con el tiempo.
- Si el diagnóstico es abrumador, busque ayuda profesional.
- Entre más sepa su familia acerca de la diabetes, más podrá ayudarle.

CAPÍTULO CINCO

SABER COMER

SARA ESTÁ MUY ESTRESADA

Cuando Sara se enteró de que tenía diabetes tipo 2, lo primero que pensó era que tendría que renunciar a ciertos alimentos. A Sara le encanta comer y es bastante gordita para demostrarlo. Había intentado perder peso en varias oportunidades y le aterraba la idea de privarse de nuevo de ciertos alimentos y de tener que contar calorías y comer cosas raras y blandengues. Sabía de algunos diabéticos que llevaban con ellos algunos manuales y verificaban cada cosa que comían, y pesaban sus alimentos, y eso le parecía demasiado difícil, nunca podría hacerlo, y mucho menos mantener ese hábito.

La víspera de su cita con su dietista, Sara fue a su casa y comió pizza y un helado, pensando que sería la última vez. Después se sintió muy mal. Por lo tanto, le sorprendió (y se mostró un poco escéptica) cuando llegó donde la dietista, quien le dijo que no tenía que comenzar con una dieta estricta. Sin embargo, la dietista sí quería que Sara contara calorías a fin de que perdiera peso. Programaron reunirse de nuevo la semana siguiente para analizar el progreso de Sara.

CÓMO CAMBIAR SUS HÁBITOS ALIMENTICIOS

En cierta forma, usted tiene suerte. El diagnóstico de diabetes le está obligando a adoptar una dieta sana. La dieta que recomendamos es adecuada para cualquier persona, no sólo para los diabéticos. Si adopta los cambios que recomendamos tanto en su forma de comer como en lo que come, no sólo mejorará sus niveles de azúcar en la sangre sino que reducirá su riesgo de infarto –que representa también un alto riesgo para todos los norteamericanos. Además, será un poderoso ejemplo para los demás al adoptar una dieta sana. Las mejoras que haga en su estilo de vida beneficiarán también la actitud y la salud de sus hijos.

Vivimos en un país en donde "lo más grande es lo mejor", las porciones gigantes, los buffets donde se puede consumir sin límite, y las comidas rápidas. En el mundo de hoy, muchos pensamos que estamos demasiado ocupados para preparar la cena todos los días. En cambio, nos sentamos hacia el televisor, bombardeados por propaganda de comida y planes para bajar de peso. La comida que vemos en las propagandas es, por lo general, muy procesadas y con alto contenido de sal, azúcar y grasa, pero baja en valor nutritivo. Los planes para perder peso son costosos y con frecuencia ineficientes o inclusive peligrosos.

EL PLAN NUTRICIONAL DASH

Este nombre no tiene nada que ver con la palabra "dash" en inglés, que significa "rápido". Es la abreviatura de un estudio llamado *Dietary Approaches to Stop Hypertension* (Medidas Dietéticas para Eliminar la Hipertensión). El estudio DASH determinó que el riesgo de presión arterial alta podría reducirse con un plan dietético bajo en grasa, rico en alimentos con bajo contenido de grasa, lácteos, frutas y vegetales. El plan es rico en calcio, potasio y magnesio. También se ha comprobado que es ideal para los diabéticos porque mantiene el nivel de azúcar controlado y estable.

LA DIETA DASH BASADA EN
2000 CALORÍAS POR DÍA

Grupo de alimentos	**Porciones diarias**	**Tamaño de la porción**	**Ejemplos y notas**
Granos y productos a base de granos	7–8	· 1 tajada de pan · ½ taza de cereal seco · ½ taza de arroz cocido, pasta o cereal	Pan integral, muffin inglés, pan de pita, bagel, cereales, miga de cereal, avena.
Vegetales	4–5	· 1 taza de vegetales de hoja crudos · ½ taza de vegetales cocidos · 6 onzas de jugo de vegetales	Tomates, papas, zanahorias, alverjas, calabaza, brócoli, hojas de rábano, col rizada (o "kale"), espinacas, alcachofas, habas, batatas
Frutas	4–5	· 6 onzas de jugo de fruta · 1 fruta mediana · ¼ taza de frutas seca, · ¼ taza de fruta fresca, congelada o enlatada	Albaricoques, bananos, dátiles, uvas, naranjas, jugo de naranja, toronja, jugo de toronja, melones, mangos, duraznos, piñas, ciruelas pasas, uvas pasas, fresas, mandarinas
Productos lácteos, semidescremados o descremados	2–3	· 8 onzas de leche · 1 taza de yogurt · 1½ onzas de queso	Leche descremada o semidescremada, suero de leche bajo en grasa o sin grasa, yogurt descremado o semidescremado, queso mozarella semidescremado, queso descremado

Grupo de alimentos	Porciones diarias	Tamaño de la porción	Ejemplos y notas
Carnes, pollo, pescado	2	3 onzas de carne, pollo o pescado cocido	Carnes magras (sin grasa visible), pollo asado, a la parrilla o sudado, sin piel
Nueces, semillas y legumbres	4–5 a la semana	· 1½ onzas o ¼ taza de nueces · ½ onza o 2 cucharadas de semillas · ½ taza de legumbres cocidas	Almendras, "filiberts" (nueces similares a las avellanas), nueces mixtas, maní, nueces de nogal, semillas de girasol, frijoles pequeños o lentejas

SUGERENCIAS DEL PLAN DE COMIDAS "DASH"
BASADO EN 1500 CALORÍAS POR DÍA

Alimento	Tamaño de la Porción	Representa en porciones
Desayuno		
Jugo de naranja	6 onzas	1 fruta
Leche descremada	8 onzas (1 taza)	1 lácteo
Hojuelas de maíz (Corn flakes) (con una cucharadita de azúcar)	¾ taza	1½ granos
1 banano	1 mediano	1 fruta
Pan integral Light (con 1 cucharada de mermelada)	1 tajada	1 grano
Almuerzo		
Pollo asado	3 onzas	1 pollo
Pan de pita	½ tajada, grande	1 grano
Verduras crudas revueltas:		1 vegetal
Palitos de zanahoria y apio	3–4 palitos de cada uno	
Rábanos	2	
Hojas de lechuga	2 hojas	
Queso mozarella semidescremado	1½ tajadas (1½ onzas)	1 lácteo
Leche descremada	8 onzas	1 lácteo
Cóctel de frutas en agua	½ taza	1 fruta
Cena		
Bacalao asado con hierbas	3 onzas	1 pescado
Arroz con cebolleta	½ taza	1 grano
Brócoli al vapor	½ taza	1 vegetal

Tomates sudados	½ taza	1 vegetal
Ensalada de espinaca:		1 vegetal
Espinaca cruda	½ taza	
Tomates miniatura	2	
Pepino	2 tajadas	
Aderezo italiano Light para ensalada	1 cucharada	½ grasa
Margarina blanda	1 cucharadita	1 grasa
Bolas de melón	½ taza	1 fruta
Refrigerios		
Mini pretzels	1 onza (3/4 de taza)	1 grano
Nueces mixtas	2 cucharadas	¾ de nueces
Ginger ale dietético	12 onzas	0

Número total de porciones para este menú de 1.500 calorías por día:

Grupo de Alimentos	Porciones
Granos	5,5
Vegetales	4
Frutas	4
Lácteos	3
Carne, pollo, pescado	2
Nueces	¾
Grasas y aceites	1½

Consejos para adoptar la dieta DASH:

- Comience en pequeño. Vaya haciendo cambios graduales con sus hábitos alimenticios.
- Centre las comidas en los carbohidratos, como pasta, arroz, fríjoles o vegetales.
- Considere la carne como parte de una comida completa, en lugar de convertirla en la parte central del menú.
- Use frutas o alimentos bajos en grasa y en calorías como gelatina sin azúcar para postres y refrigerios.

¡RECUERDE! Si usa la Dieta DASH para ayudar a evitar o controlar la hipertensión, asegúrese de que sea parte de un estilo de vida que incluya la elección de alimentos con bajo contenido de sal y sodio, mantener un peso corporal saludable, mantener un buen nivel de actividad física y, si consume alcohol, hacerlo de forma moderada.

Fuentes: Zernel, M. B. (1997), Dietary Patterns and Hypertension: The DASH Study. Nutrition eview, 55: 303-305.

Desarrollado con la ayuda de from Annette Cole, UIUC Graduate Dietetic Intern

Puede obtener información adicional sobre la dieta DASH en los siguientes sitios web: National Institute of Health– http://www.nhlbi.nih.gov/health/public/heart/hbp/dash/index.htm

PIERDA LOS KILOS QUE LE SOBRAN

Si tiene sobrepeso, debe perder esos kilos de más. Al adelgazar, mejorará su diabetes y puede inclusive desaparecer. Quienes participaron en el Programa de Prevención de Diabetes (*Véase el Capítulo 2*) pudieron evitar la diabetes bajando 10 libras en promedio. Además, perder peso reducirá su riesgo de hipertensión y niveles altos de colesterol, dos factores que suelen estar presentes en los diabéticos.

Si no necesita perder peso, puede controlar el tamaño de las porciones. Consuma alimentos más saludables. Evite las comidas rápidas y las ya preparadas. Acostúmbrese a leer las etiquetas de los alimentos (*ver la página 63*). Cuando consuma alimentos sanos en forma habitual, sus papilas gustativas aprenderán a prescindir de tanta azúcar, sal y grasa.

Una dieta saludable es un tema sobre el cual se tiene *demasiada* información. Desafortunadamente, mucha de esa información es demasiado confusa, conflictiva y controversial. Distintas personas recomiendan distintas estrategias de alimentación: dietas sin grasa, bajas en carbohidratos, listas de reemplazo de un alimento por otro, "pirámides" e inclusive índices de glicemia. Alguna de ellas puede ser adecuada para usted pero tenga mucho cuidado al comprarlas. Hay muchas empresas que intentan vender dietas y suplementos milagrosos.

Consideramos que la forma de adoptar una dieta sana no es un secreto. En el contexto de la diabetes es aún más importante porque se puede desarrollar diabetes si no se adopta la dieta correcta. Nuestros antepasados no tenían una incidencia tan alta de diabetes —nunca se sometían a la dieta de moda.

Las reglas de comer bien son muy sencillas. Las analizaremos en lo que falta de este capítulo.

Reglas para una dieta sana

- Recuerde la regla de qué, cuándo, por qué, dónde y cómo.
- Coma siempre en la mesa.
- El tamaño de las porciones es la clave.
- Nunca exagere el tamaño de la porción.
- Programa los menús de la semana.
- No se salte ninguna comida.
- Entre menos procesados sean los alimentos mejor.
- Cambie las comidas menos saludables por otras más saludables.
- Coma algo verde al almuerzo y a la comida.
- Aprenda a preparar los alimentos de formas más saludables[1].
- Evite los alimentos que le hagan daño.
- Recuerde: puede comer cualquier cosa, pero no puede comer *de todo*.

---

1. Para una lista de recetas saludables para el corazón, consulte el apéndice y visite www.hiltonpub.com, también conviene leer *The Heart of the Matter* (*Directo al Corazón*) por Hilton M. Hudson, M.D., F.A.C.S. (Rockford, IL: Hilton Publishing, 2008.)

¿Qué, cuándo, por qué, dónde y cómo?

Comemos para vivir, para celebrar, para sentirnos bien, y para expresar nuestra cultura. Qué comemos y cómo lo comemos son cosas que ayudan a definir nuestra identidad. Eso explica por qué preocupa tanto tener que cambiar los hábitos alimenticios. Sin embargo, si se es diabético, es mejor considerar muy bien cómo comemos. Lo más probable es que con esta actitud se beneficie su salud.

Comer en forma correcta implica prestar atención no solamente a lo que se come sino también considerar *por qué* se come. Si come cuando esté bajo estrés, engordará y su salud se deteriorará, aunque lo que coma sea realmente saludable. Si come mientras ve televisión, lo más probable es que no se dé cuenta de las señales que envía su estómago indicándole que ya ha comido suficiente, y comerá más de lo necesario.

¿*Qué* debe comer? Comida sana. (Eso lo analizaremos más adelante en este capítulo).

¿*Cuándo* debe comer? Al menos tres veces al día. Lo importante es no llegar a sentir demasiada hambre para evitar comer en exceso.

¿*Por qué* debe comer? Para mantenerse en buen estado de salud, porque es hora de comer, porque se tiene hambre.

¿*Por qué no* debe comer? Por disgusto o aburrimiento. Tampoco debe comer sólo por complacer a los demás.

¿*Dónde* debe comer? En la mesa. Una comida es un evento y un ritual. Entre más especial sea su comida (piense en unas lindas servilletas, en una bonita vajilla, tal vez en unas velas) más satisfacción experimentará. Si come de pie frente al refrigerador, mientras conduce el automóvil o mientras mira el noticiero por televisión no sentirá la misma satisfacción. En esas condiciones, es probable que coma de más y lo disfrute menos.

¿*Cómo* debe comer? Prestando atención a los alimentos. Tómese su tiempo, disfrute los distintos sabores. Entre más atención preste a lo que come, más lo disfrutará y será mayor su satisfacción. Coma despacio. Esto le permite a su estómago indicarle a su cerebro cuándo está saciado. En ese momento deje de comer. Piense que tiene que terminar todo lo que haya en su plato.

La clave está en el tamaño de las porciones

Ya sea que pretenda perder peso o sólo mantener estable su nivel de azúcar, debe limitar la cantidad que come. Nuestra cultura hace que esto sea muy difícil. Todo parece estar aumentando de tamaño: las galletas, los steaks y las latas de bebidas gaseosas. El resultado es personas más gordas con más diabetes y más enfermedades cardiacas. Nuestros cuerpos están diseñados para evitar la desnutrición; en épocas de abundancia, almacenamos grasa. Hace muchos siglos, cuando éramos cazadores, recolectores y agricultores, la hambruna era parte de la vida diaria. En la actualidad, la mayoría de quienes vivimos en los Estados Unidos tenemos un exceso de comida durante todo el año.

Lea las etiquetas

Los "Datos Nutricionales" impresos en la etiqueta de todos los paquetes de alimentos es tan común, que por lo general ni siquiera la tenemos en cuenta. Pero representa un factor clave para la salud. Leer las etiquetas de todos los alimentos puede representar la diferencia entre comer bien o deteriorar su estado de salud.

Las normas del gobierno requieren que cada etiqueta informe ciertos elementos específicos. Al comienzo de todas las listas, encontrará el tamaño de la porción y el número de porciones por empaque o paquete. Se sorprenderá de ver que lo que pensaba que era una porción ¡es en realidad dos o dos porciones y media! Si no hubiera leído la etiqueta, estaría comiendo dos y media veces más de lo que pensó.

Además, la etiqueta ofrece importante información nutricional, como cuántas calorías tienen cada porción y el porcentaje de grasa, sodio y carbohidratos que contiene cada porción. La lista de ingredientes suele venir después de esta información (*Véase la ilustración de la página 63*).

También tiene que tener una idea de cómo se ve en un plato una onza o una taza de algún ingrediente. Saque sus tazas de medir y obsérvelas. Estas comparaciones pueden ser útiles:

Tamaño de la porción	**Más o menos como**
3 onzas de carne	1 mazo de naipes
1 taza de jugo o de arroz	1 pelota de tenis

Evite que sea fácil comer en exceso. Mantenga las bandejas lejos de la mesa. Sírvase los alimentos teniendo en cuenta el tamaño de las porciones y coma sentado. Despacio, preste atención a todos los sabores de los alimentos. Beba abundante agua.

No exagere el tamaño

No pida los tamaños grandes. Los restaurantes hacen que las porciones más grandes parezcan una ganga, pero no lo son. Es probable que no necesite tanta comida. ¡Y llegar a tener problemas de salud no es ninguna ganga! Si las porciones que le sirven son demasiado grandes, comparta el plato con su compañero de mesa. Pida que le empaquen los alimentos que no consuma. ¡Recuerde que no tiene que dejar el plato limpio!

GUÍA A LAS ETIQUETAS DE DATOS NUTRICIONALES

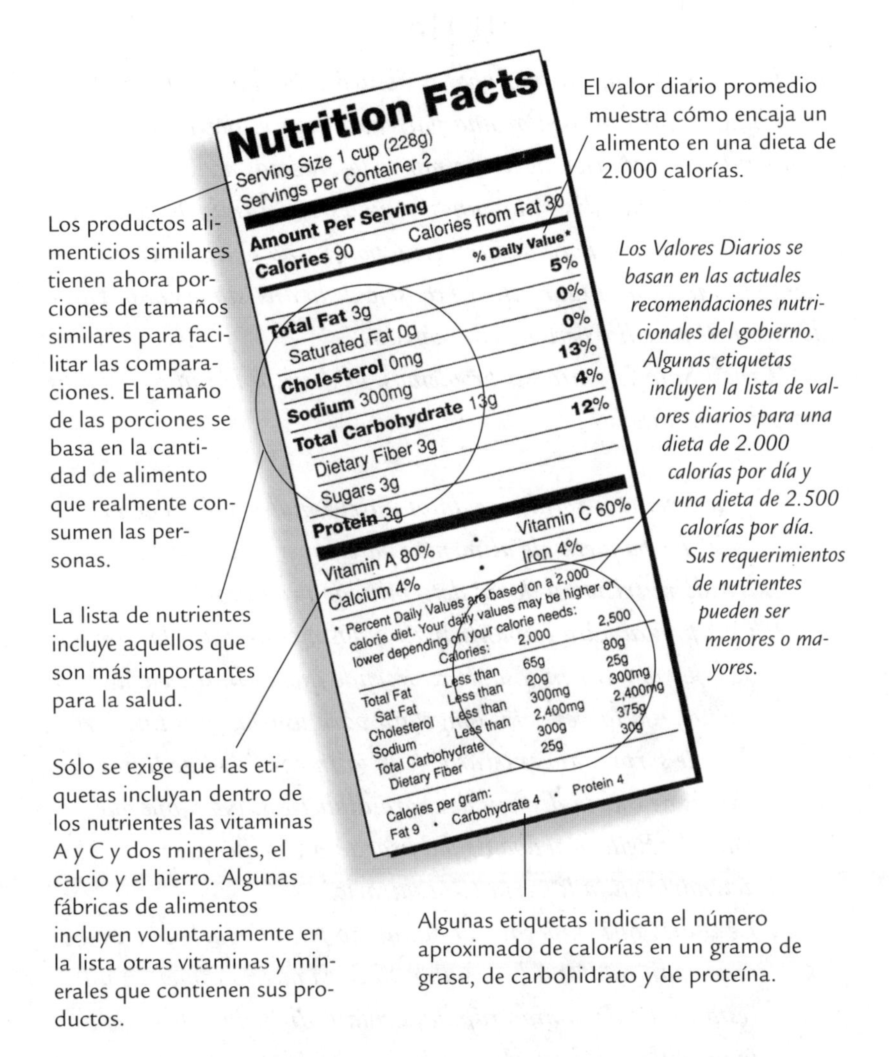

Nota: Los números que aparecen en las etiquetas de datos nutricionales pueden ser aproximados.

SARA VA A LA CITA DE CONTROL CON SU DIETISTA

Pasada una semana, Sara estaba ansiosa por hablar con la dietista. Tenía muchas preguntas. Por una parte, era una mujer muy ocupada y realmente no tenía tiempo de cocinar todo. Además no sabía qué tipo de alimentos empacados eran sanos y cuáles no. También, consumía comidas rápidas a la hora de almuerzo porque no tenía ni tiempo ni dinero para ir a un restaurante. El consejo de la dietista le había parecido bastante sencillo, pero no era realista.

Cuando Sara le contó sus problemas, la dietista le indicó algunas estrategias. Le dijo:

1. *Que leyera los rótulos de datos nutricionales que vienen en todos los paquetes de alimentos para saber cuál era el contenido nutricional de un determinado producto.*
2. *Que programara con anticipación los menús. Para las comidas que tomara en casa, le recomendó que cocinara varias porciones a la vez y las congelara para usarlas más tarde. A Sara le sorprendió enterarse de la gran cantidad de libros de recetas de cocina disponibles para diabéticos. No sabía que Patti LaBelle acababa de publicar uno y pensó que se detendría en la librería para mirarlo.*
3. *Le indicó que empacara su almuerzo para llevarlo al trabajo unos cuantos días a la semana. Si Sara quería comer en un restaurante de comida rápida, debía pedir pollo o pescado a la parrilla (nunca frito). Debía evitar las hamburguesas, cualquier cosa frita, y los postres. Debía familiarizarse con la barra de ensaladas pero también debía tener cuidado de los aderezos y los acompañamientos como los trocitos de tocineta o la ensalada de macarrones. Y debía elegir más bien el*

aderezo de vinagreta que es el más saludable y el más bajo en calorías. Además, la dietista le entregó a Sara un folleto con la lista del contenido calórico de diferentes tipos de comidas rápidas[1].

Sara se dio cuenta de que podía consumir una dieta sana si le dedicaba un poco de esfuerzo. No le agradaba mucho la idea de tener que trabajar en los menús para saber lo que podía comer, pero sí quería sentirse mejor —por lo que pensó que lo intentaría.

PROGRAMAR LAS COMIDAS CON ANTICIPACIÓN

Para controlar la dieta hay que programar las comidas con anticipación. No permita que la sorprenda la hora del almuerzo o de la cena con hambre y sin saber qué comer. Si toma medicamento para la diabetes, no tener programadas las comidas puede ser causa de una crisis de hipoglicemia, un estado potencialmente peligroso en el que el nivel de azúcar desciende demasiado (*Véase el Capítulo 7*). Desde un punto de vista menos dramático, no tener programadas las comidas también puede reducir su selección de alimentos. Si no programa los menús con anticipación, tendrá que comer lo que haya a mano y probablemente esto no va a ser lo más sano y lo que más le convenga.

Al principio, tal vez necesite un poco de tiempo extra para programar y preparar sus comidas; necesitará tiempo para familiarizarse con los alimentos que más le convienen —y también

---

1. Comuníquese con la Asociación Norteamericana de Diabetes al 1–800–DIABETES, o visite su sitio web en www.diabetes.org, para información sobre comidas rápidas.

para aprender formas de prepararlos de manera que sean lo más sabrosos posible. A medida que se acostumbre a preparar los menús con anticipación, necesitará menos tiempo y tendrá que pensar menos para disponerlos. Sin embargo, debe tener muy claro qué comerá en su próxima comida.

Hacer planes con anticipación le permite comprar los alimentos con la suficiente antelación. Puede tener una provisión suficiente de alimentos saludables que enumeramos más adelante. Así no tendrá que comprar lo que le ofrezca el restaurante de comida rápida o la máquina dispensadora. No solamente es más sano programar las comidas con anticipación, es también más barato.

Si a pesar de todo termina comiendo en un restaurante de comidas rápidas, también podrá tenerlo previsto. Ahora muchos restaurantes de comidas rápidas presentan una lista con los contenidos de los platos que venden. Pida que le muestren la lista. Además puede comprar pequeñas guías de bolsillo con lo que venden los restaurantes para que sepa cuáles son las alternativas más sanas que puede ordenar.

Programar las comidas por anticipado también significa prepararlas con la suficiente antelación y congelarlas para usarlas más adelante. Si, después de un día muy pesado no tiene deseos de cocinar, simplemente descongela su cena.

Asegúrese de tener en su cocina provisiones de los siguientes alimentos saludables, fáciles y rápidos de preparar:

- Cortes de carne magra congelada
- Vegetales congelados

- Pasta integral
- Frijoles enlatados (verifique el contenido de sal)
- Manzanas
- Naranjas
- Palitos de zanahoria prelavada
- Nueces sin sal
- Yogurt natural bajo en grasa y sin azúcar
- Ensalada en una bolsa
- Algunas comidas preparadas congeladas, si los datos de la etiqueta indican que son sanas

Con estos suministros, un microondas y una estufa, podrá preparar la cena en media hora.

NUNCA SE SALTE UNA COMIDA

Muchas personas no desayunan. Desafortunadamente, si se deja el desayuno, se puede sentir hambre a media mañana, o se puede estar a punto de desfallecer a la hora del almuerzo. Debe consumir un refrigerio liviano antes de sentir demasiada hambre. Es mejor comer en la mesa, pero si realmente no lo puede hacer, lleve siempre un refrigerio. Si siente demasiada hambre lo más probable es que coma en exceso. Y correrá más riesgo de comer algo no muy sano por lo cual puede llegar a sufrir una crisis hipoglicémica.

LOS ALIMENTOS MENOS PROCESADOS SON MEJORES

Todos consumimos más azúcar, sal y grasa de lo que necesitamos. Es algo que hay que tener en cuenta, sobre todo si se es diabético. Es evidente que un diabético con sobrepeso necesita además reducir el consumo de grasas, debido a que contienen muchas calorías y son una de las razones para aumentar de peso, además, dado que la mayoría de diabéticos tipo 2 son propensos a la hipertensión, también deben minimizar el consumo de sal.

Todos consumimos más azúcar, sal y grasa de lo que necesitamos. Es algo que hay que tener en cuenta, sobre todo si se es diabético.

Una de las formas más fáciles de evitar la sal, las grasas y el azúcar es dejar de comprar alimentos procesados.

Los alimentos procesados han sido preparados en fábrica. Por lo general, contienen más sal, azúcar y preservantes para mantener fresco su sabor. Algunos ejemplos son las sopas enlatadas, las bebidas de fruta dulces, las carnes frías y las comidas congeladas. Cuando se consumen alimentos procesados, se obtienen menos nutrientes y más aditivos. Asegúrese de leer cuidadosamente las etiquetas antes de comprar una comida congelada. Muchas fábricas productoras de alimentos procesados procuran atraer al consumidor ofreciendo alimentos sanos; es posible encontrar comidas congeladas, alimentos enlatados y jugos de fruta sin aditivos. Además, algunas empresas productoras de comidas rápidas tienen más selección de comidas y porciones sanas.

Por lo tanto, es mejor comprar la carne y prepararla que comprar las carnes frías. Es mucho más saludable comerse una porción de fruta que consumir una bebida a base de frutas. Por lo

MEJORES ALTERNATIVAS PARA UN ESTILO DE VIDA MÁS SANO

Reducir	Aumentar
Carbohidratos simples	**Carbohidratos complejos**
Hojuelas de maíz	Cereal de centeno, avena
Pan blanco	Pan integral
Papas	Vegetales de hoja verde
Papas a la francesa	Brócoli, repollo
Maíz	Fríjol
Arroz blanco	Arroz integral
Pasta	Pasta integral
Jugo de fruta	Porción de fruta fresca
Carnes grasas	**Carnes magras, o, aún mejor, pescado o soya**
Carne roja	Carne magra
Carne molida	Pavo molido
Tocineta	Pavo ahumado
Pollo frito	Pollo a la parrilla
Hamburguesa	Sándwich de pollo a la parrilla o vegetales
Aderezos para ensalada en frasco	Aceite, vinagre y hierbas
Refrigerios	**Refrigerios saludables**
Maíz frito	Palos de zanahoria
Papas fritas	Pretzels
Donas	Panecillo integral
Barra de chocolates	Porción de fruta fresca
Gaseosas	Gaseosa dietética, agua (con o sin limón)
Comidas fritas	Alimentos a la parrilla, hervidos o asados
Manteca, mantequilla, margarina	Aceite de oliva
Productos lácteos enteros	**Productos lácteos semidescremados**
Condimentos	**Condimentos saludables**
Sal	Hierbas y especias, limón, ajo
Azúcar	Edulcorante artificial
Jarabe	de maíz con alto contenido de fructosa

general es más sano preparar una comida que comprar una comida congelada.

Una categoría diferente de alimentos procesados se refiere a los alimentos de carbohidratos complejos como el trigo y el arroz. Originalmente, estos granos son de color café, pero suelen procesarse para producir arroz blanco y trigo blanco para el pan blanco. El trigo y el arroz integral son mejores para mantener niveles adecuados de glucosa en sangre que sus contrapartes blancas.

ELIJA ALIMENTOS MÁS SANOS CON PREFERENCIA A LOS MENOS SANOS

Consulte con su dietista para informarse lo mejor posible acerca de cómo consumir alimentos sanos. Ella le ayudará a entender y programar una dieta saludable. En el siguiente recuadro se muestran los principios básicos de lo que la dietista le podrá indicar.

Para estabilizar el nivel de azúcar en la sangre y proteger el corazón, los expertos suelen recomendar un mayor consumo de:

- Vegetales de hoja verde.
- Granos, que deberían considerarse más bien *legumbres*. Estos incluyen fríjol negro, frijol rojo y lentejas. (Las habas verdes son excelentes pero son vegetales que no corresponden a esta categoría).
- Pescado, sobre todo el que contienen altos niveles de ácidos grasos omega 3, como el salmón y las sardinas.
- Nueces. (Hay que tener cuidado con las porciones, las nueces tienen un alto contenido calórico. Y hay que asegurarse de comer nueces sin sal).

- Fibra: frutas, vegetales, granos enteros y fríjol, son todos alimentos con alto contenido de fibra.

Comience a comprar más de estos productos. Aprenda a prepararlos a su gusto y conviértalos en la base central de su dieta.

Coma algo verde en el almuerzo y en la cena

Los vegetales verdes como los collares, el brócoli, el pimentón y las espinacas, por ejemplo, son muy saludables. Tienen un alto contenido de fibra, lo que puede reducir tanto el colesterol como el azúcar y puede ayudar también a reducir el riesgo de cáncer. Tienen un alto contenido de una variedad de vitaminas. Además, debe tener en cuenta que no se puede consumir fibra en píldoras ni reemplazar estos alimentos con una píldora de vitaminas. Los beneficios para la salud no son los mismos. Los productos frescos ahora le facilitan el trabajo gracias a la forma como vienen empacados ya cortados, y lavados, para minimizar el trabajo de prepararlos. Ensaye y encontrará una gran variedad de vegetales verdes sabrosos que deberá consumir al menos dos veces al día. Si no le gustan las verduras, busque un libro de cocina para diabéticos y léalo. ¡Sin duda se le ocurrirán buenas ideas!

Aprenda formas más sanas de preparar los alimentos

Platos como arroz con verduras estilo *creole*, batatas, cerdo al horno y crocante de manzana ¿Suena sabroso? Créalo o no, esto es lo que podría comer —si aprende a prepararlo en forma saludable. Encontrará estas y otras deliciosas recetas en el libro de cocina *New Soul Food Cookbook for People with Diabetes* (Nuevo Libro de Recetas de Cocina con Menús del Alma, Especial para

Diabéticos) por Fabiola Demps Gaines y Roneice Weaver (McGraw-Hill/Contemporary Distributed Products, 1998) y *The Heart of the Matter*, (*Directo al corazón*) por Hilton M. Hudson, M.D. y Herbert Stern, Ph.D. (Hilton Publishing Company, 2008) y en una variedad de libros de cocina publicados por la Asociación Norteamericana de Diabetes. (Vea el apéndice para algunos de estos platos exquisitos). Hay también excelentes libros de cocina como *Mr. Food's Comida Rápida y Fácil Para Personas con Diabetes* por la Asociación Americana de Diabetes (2002) y *Cocina Rica y Nutritiva para Diabéticos* por Carlos Cuevas y Ana Pereira (KMP, 2006).

SARA VA A VISITAR A UNA VIEJA AMIGA

Unos pocos meses después de iniciar la dieta, Sara vio una cara conocida en el supermercado mientras compraba las provisiones para la semana. Era su dietista, y se apresuró a decir, "Hola ¿me recuerdas? ¡Soy Sara! Me ayudaste muchísimo y en realidad nunca te di las gracias". La dietista le sonrió. "Oh, ya la recuerdo. En una época en que estabas demasiado ocupada para hacer compras". Sara le mostró una bolsa de brócoli que acababa de tomar de una de las góndolas. "Estoy comiendo verduras y me encantan. Mis niveles de azúcar están muy bien ¡y he perdido ocho libras!". Sara siguió, muy satisfecha. En realidad se sentía mucho mejor desde que había aprendido a comer alimentos saludables.

Evite los alimentos que son malos para usted

Comience por evitar los alimentos fritos, los dulces, las gaseosas y otras bebidas dulces, las carnes grasas y los refrigerios salados. Reemplace los alimentos poco saludables por alimentos sanos. No tenga alimentos inadecuados en su casa. No hay que tentar al diablo—ni hay por qué ponerse tentaciones. Y no sienta lástima por los demás miembros de su familia. Su nueva dieta también les convendrá a ellos.

Limite el consumo de alcohol

El alcohol tiene un alto contenido de carbohidratos que puede elevar rápidamente su nivel de azúcar en sangre. Su valor nutricional es muy escaso. Además, el alcohol puede producir hipoglicemia. No le permite pensar con claridad y puede provocar enfermedad hepática. A pesar de todos estos riesgos, los científicos piensan que una cantidad moderada de alcohol puede ser benéfica para la salud. De modo que si elije consumir alcohol, limítelo a no más de una onza al día.

SARA SE AUTOCASTIGA

Sara estaba tan disgustada. Después de una discusión desagradable con un compañero de trabajo, Sara se detuvo en la tienda de la esquina de camino a su casa. Compró un galón de helado y se lo comió tan pronto como entró a su casa. Después se sintió muy mal. El helado, de mala calidad, le había dejado un sabor desagradable en la boca y no se atrevía a medir su nivel de glucosa.

Buscó la tarjeta de la dietista y al día siguiente la llamó. La dietista le dijo que muchas personas con diabetes comen dulce como una forma alternativa de manejar el estrés. Luego sorprendió a Sara al decirle que si realmente deseaba comer helado en un momento determinado, lo debía comer —pero debía buscar el mejor helado posible, el que más le gustara. Debía intentar comerse sólo una bola de helado servida en un hermoso plato, sentada en la mesa del comedor. Le dijo a Sara que comiera el helado muy despacio, saboreando cada bocado.

Puede comer cualquier cosa, pero no puede comérselo todo

Las buenas noticias acerca de lo que se puede comer cuando se es diabético es que nada está del todo prohibido. Por ejemplo, los doctores solían decir a sus pacientes que no podían comer nada que contuviera azúcar. Ahora sabemos que no tenemos que ser tan restrictivos. Debe evitar el azúcar siempre que sea posible, pero si, eventualmente desea algo dulce, puede tomar ciertas medidas para protegerse. Coma apenas un poquito (menos de una porción normal). Controle su nivel de azúcar y disminuya los demás carbohidratos complejos en su dieta. Si le encantan los dulces, familiarícese con los muchos edulcorantes artificiales disponibles.

Si toda la semana cumple fielmente una dieta sana y le encantaría comerse unas papas fritas, hágalo. Pero de nuevo, no coma demasiadas. Y durante el resto del día coma sólo alimentos sanos. Además, cuando se dé gusto, asegúrese de que lo que se coma sea algo que realmente le fascine.

Recuerde:

- Pierda peso si le sobran unos kilos.
- No olvide controlar las porciones.
- Programe de antemano sus comidas.
- Consuma una mayor cantidad de vegetales verdes, frutas y granos enteros, productos lácteos descremados y pescado.
- Consuma menos alimentos procesados, alimentos fritos, carnes rojas y dulces.

CHAPTER SEIS

¡ACTÚE!

CECILIA NO ACTÚA

A Cecilia le habían diagnosticado diabetes hacía aproximadamente un año. Sus niveles de azúcar estaban controlados pero no eran lo suficientemente buenos, según su médico. Recibía altas dosis de medicamentos y se mantenía bastante fiel a su dieta —pero no hacía ejercicio. Su médico le decía continuamente que debía llevar una vida más activa, pero a Cecilia le desagradaba el ejercicio. Pensaba que era algo poco elegante. No le gustaba usar ropa ceñida al cuerpo y no quería sudar. Gastaba bastante dinero en donde su estilista cada quince días. No tenía la menor intención de dañar su peinado. Preguntó a su médico si no había algún otro medicamento que pudiera tomar.

El ejercicio es parte crucial del tratamiento de la diabetes y de llevar un excelente estilo de vida. El ejercicio no significa necesariamente hacer aeróbicos ni levantar pesas. Puede ser cualquier tipo de actividad física que le exija moverse.

Por lo general, los norteamericanos han engordado y han perdido su salud física. Tendemos a ser inclusive más gordos que quienes aún viven en los países de origen de nuestros ancestros. Cuando las primeras generaciones llegaron a este país, la mayoría tenía que realizar trabajo físico. La vida sedentaria era un privilegio que sólo muy pocos podían disfrutar. Sólo en las últimas décadas, con el advenimiento de las tecnologías que nos han facilitado la vida, nos hemos convertido en personas *principalmente sedentarias*. Esto significa literalmente que pasamos el día sentados. Muchas de nuestras comunidades tienen el automóvil como parte básica de su vida. Antes solíamos ir caminando a la oficina, o a visitar a otras personas y utilizábamos el transporte público. Ahora hemos cambiado por completo nuestro estilo de vida. Pensándolo bien, si uno va de la casa a la oficina y por la noche se sienta a ver televisión, pasa prácticamente todo el día sentado. Nuestro cuerpo fue diseñado para ser mucho más que eso.

Ahora que la actividad física no está integrada naturalmente a nuestras vidas, tenemos que incluirla en nuestras actividades de forma consciente. Recuerde que si nos movemos tendremos una

CON TAN SOLO UN POCO DE ACTIVIDAD – UN GRAN RESULTADO

La investigación ha demostrado que con sólo caminar media hora al día, se puede mejorar en forma dramática el estado de salud. Cuando los participantes en el Programa de Prevención de Diabetes, caminaron durante media hora al día, cinco días por semana, y además comenzaron a ingerir una dieta más saludable, perdieron un promedio de diez libras y ¡redujeron su riesgo de diabetes por un 60 por ciento! Algunos cambios sencillos en el estilo de vida pueden tener un gran impacto en su salud.

vida más sana y más feliz. No se trata de una competencia. Tampoco es el momento de sentirnos avergonzados en nuestra apariencia o nuestras habilidades. Lo que hacemos lo hacemos por nuestro bien, no hay necesidad de ser el mejor, ni siquiera de hacerlo bien. Simplemente basta con moverse. Eventualmente se irá convirtiendo en un buen hábito.

El ejercicio ayuda a combatir la diabetes de diversas maneras.

Las ventajas de hacer ejercicio

Al hacer ejercicio se puede:

- Revertir la resistencia a la insulina.
- Ayudar a controlar el peso.
- Reducir la presión arterial.
- Reducir el riesgo de enfermedades cardiacas.
- Disminuir el colesterol malo (LDL) y a aumentar el bueno (HDL).
- Ayudar a controlar el estrés.
- Mejorar la calidad de vida.
- Fortalecer los músculos.

El ejercicio disminuye la resistencia a la insulina

El principal problema de la diabetes tipo 2 es que los tejidos son resistentes a la insulina. El ejercicio ayuda a reducir esa resistencia al sensibilizar las células a la insulina. Cuando se practica ejercicio, los músculos requieren glucosa para quemarla como combustible.

Dado que la insulina ayuda a que las células absorban la glucosa, sus músculos “hambrientos” se hacen más sensibles a la glucosa — de manera que pueden obtener la cantidad que requieren. Esta sensibilización comienza poco después de que se empieza a practicar el ejercicio y puede durar hasta por doce horas. Si controla su nivel de glucosa, podrá ver que es menor durante este tiempo. Es posible que necesite menos insulina o menos medicamento, ¡o que pueda suspender por completo el medicamento!

Hacer ejercicio es clave en cualquier programa de adelgazamiento

Al hacer ejercicio se queman calorías que de otra forma podrían convertirse en grasa. Esto ayuda a perder peso, sobre todo cuando se combina con una dieta baja en calorías. Debido a que la obesidad es una de las principales causas de la diabetes tipo 2, la pérdida de peso a través del ejercicio puede permitir un mejor control de la glucosa. Además, los beneficios del ejercicio son constantes. El ejercicio no sólo quema calorías mientras se practica, incrementa también su actividad metabólica, de modo que quema más calorías después de hacer ejercicio.

El ejercicio reduce el riesgo de enfermedad cardiaca

Además de su efecto en el control de la diabetes, el ejercicio puede reducir el riesgo de enfermedad cardiaca. Junto con la diabetes, la hipertensión (la presión arterial elevada) y los altos niveles de colesterol son los principales factores de riesgo de enfermedad cardiaca. Quienes hacen ejercicio tienen un menor riesgo de hipertensión, una enfermedad muy común en la comunidad hispana de este país. El ejercicio moderado reduce la presión arterial. Además, la actividad física puede ayudar a disminuir el colesterol "malo", la sustancia grasa que tapa las arterias.

El ejercicio es una excelente forma de reducir el estrés

Las presiones, los conflictos y los problemas en los que vivimos en nuestra sociedad son la principal causa del estrés diario. En situaciones de estrés el organismo libera hormonas diseñadas originalmente para ayudarnos a luchar con un enemigo o a huir del peligro. Son las hormonas que se conocen como de "lucha o escape". Estas son las hormonas que producen transpiración o mareo en casos de disgusto extremo. Sin embargo, no sólo producen malestar; pueden ser también causa de enfermedades. Muchos problemas médicos, como la enfermedad cardiaca, el cáncer, el asma, la hipertensión y la depresión se han relacionado con el estrés. Hay estudios que demuestran que el ejercicio puede reducir la producción de estas hormonas del estrés.

El ejercicio mejora la calidad de vida

Además de las muchas formas en las que el ejercicio contribuye al buen estado de salud, hacer ejercicio simplemente produce una sensación de bienestar. El ejercicio hace que se liberen endorfinas, las hormonas que nos animan naturalmente. Después de hacer ejercicio, muchos experimentan una sensación de "increíble bienestar", pero no hay por qué preocuparse, ¡es legal, es saludable y no engorda!

Además, el ejercicio ofrece estos otros beneficios:

- Músculos más fuertes.
- Huesos más fuertes.

- Más energía.
- Sueño más tranquilo.
- Mejor estado de ánimo.
- Mejor disposición para conocer nuevas personas.

Ahora, si alguien le ofreciera un medicamento que pudiera hacer todo eso ¿no lo compraría? El ejercicio es algo natural y es gratis.

¿CÓMO EMPEZAR?

¿Le gusta la idea? ¿Cómo empezar a hacer ejercicio? Si hace tiempos que no se mueve, debe empezar muy poco a poco para reducir el riesgo de sufrir una lesión. El objetivo es hacer ejercicio moderado media hora diaria, cinco días a la semana. Así fue como los participantes en el Programa de Prevención de la Diabetes perdieron peso y mejoraron su salud. Caminaron lo suficientemente rápido como para incrementar su frecuencia cardiaca pero sin que les impidiera hablar unos con otros mientras lo hacían.

Siempre conviene analizar con su médico sus planes de ejercicio. Pero no permita que esta precaución le sirva de excusa para retardar su decisión de ponerse en forma. ¡Llame a su médico hoy mismo!

¿Qué debe hacer? El ejercicio no debe ser algo formal; no hay que usar ropa especial ni inscribirse en un gimnasio. Puede ser algo tan sencillo como bajarse del autobús unas cuantas paradas antes, cada día, y caminar un poco más para llegar a la casa o al trabajo. Puede esconder el control remoto y levantarse de la silla durante los comerciales y caminar por la casa.

OTRAS IDEAS PARA COMENZAR A MOVERSE

- Camine alrededor de la manzana o por el centro comercial.
- Practique natación.
- Baile.
- Suba por las escaleras y no por el ascensor.
- Consiga un perro y sáquelo a pasear.
- Practique bolos.
- ¿Le gusta jugar tenis?
- Limpie la casa.
- Arregle el jardín.

Mientras se mueva y lo haga de forma segura, puede dar rienda suelta a su imaginación. ¡Haga lo que quiera! No le dé miedo ensayar un nuevo deporte. Si teme ser "malo" en algo, no se preocupe, la única persona con la que tendrá que compararse será con usted. Se trata de hacer ejercicio para estar en buen estado físico y relajado. Recuerde que no se trata de una competencia. Si le gusta competir, esta también es una buena razón para hacer ejercicio.

¿CÓMO EMPEZAR?

Si no está en buen estado físico, debe comenzar a hacer ejercicio en forma gradual. Comience lentamente y vaya incrementando gradualmente el ritmo. A medida que mejore su estado físico podrá ejercitarse por más tiempo y hacer ejercicios más fuertes.

Los estiramientos

Los estiramientos son parte importante de su programa de ejercicio. Estirarse calienta los músculos para minimizar el dolor y las lesiones. Muévase lentamente hasta que sienta que el músculo se estira. La sensación debe ser de relajación. Mantenga esa posición contando hasta veinte. No salte. Respire normalmente. Repita el estiramiento unas tres veces. Hágalo antes y después de hacer ejercicio. Le ayudará a reducir la tensión.

Para evitar lesiones, *haga calentamientos* y *deje que su cuerpo se enfríe* antes de estirarse; limítese a ejercitarse con menos intensidad al comienzo y al final de la sesión de ejercicio. Por ejemplo, si camina para hacer ejercicio, comenzaría a caminar con menos brío durante los primeros cinco minutos y terminaría con menos brío los últimos cinco minutos.

Otros consejos

Si siente que se queda sin aliento, baje el ritmo. Debe poder hablar mientas hace ejercicio sin esforzarse por respirar.

Beba agua en abundancia antes de hacer ejercicio, mientras se ejercita y al terminar (a intervalos regulares y en cantidades similares) para reemplazar el agua que se pierde al transpirar.

Las claves del éxito

Haga algo que le guste. El ejercicio no debe ser una obligación. Si realmente disfruta lo que hace, es más probable que continúe haciéndolo en forma regular. Además, su satisfacción será mayor. Si le aterra pensar en hacer ejercicio, piense en algo que realmente le gustara hacer en su niñez ¿Qué tal algo que siempre haya soñado hacer? Esta es su oportunidad. Tal vez le sorprenda

INTERRUMPA EL EJERCICIO DE INMEDIATO SI:

- Siente molestias en tórax, en el cuello, en el hombro o en el brazo.
- Si siente mareos o náuseas.
- Si comienza a sudar frío.
- Si tiene calambres musculares o dolor en las articulaciones, los pies, los tobillos o las piernas.

Consulte con su médico lo que debe hacer si experimenta cualquiera de estos síntomas.

descubrir que una vez empiece a moverse, le encantará. Recuerde que el ejercicio hace que se liberen endorfinas y esas endorfinas son las hormonas que producen la sensación de bienestar. Muchos se sienten tan bien al hacer ejercicio que esto se convierte en una de sus actividades favoritas durante el día.

Haga ejercicio con otra persona. Hacer ejercicio en pareja es benéfico por tres razones. En primer lugar, si se programa una actividad para realizarla con alguien, es menos probable que se incumpla. En segundo lugar, si hacer ejercicio no le entusiasma, el componente social de hacerlo en compañía puede ser suficiente para que lo disfrute. Por último, si le produce inseguridad salir sin compañía o si se siente mal de mostrarse, por ejemplo, en vestido de baño, hacerlo con otra persona puede darle la seguridad y el apoyo moral que requiere. Claro está que hay quienes aprovechan el ejercicio para meditar o para soñar despiertos y prefieren estar solos. Descubra lo que le dé mejor resultado.

Incluya el ejercicio en sus actividades diarias. Todos podemos encontrar formas de movernos sin hacer algo que tengamos que llamar "ejercicio". Si aprende a moverse más durante el día, siempre tendrá un método incorporado para ejercitarse. Por ejemplo, estacione su automóvil en un lugar remoto del estacionamiento y camine hasta donde tiene que ir. Use la escalera en lugar del ascensor. Levántese de la silla para cambiar el canal de la televisión. Bájese del autobús dos paradas antes para caminar el trecho faltante. Consiga un perro. Tener un perro es un incentivo automático para caminar varias veces al día. Otra ventaja más: Los estudios demuestran que tener una mascota es algo bueno para la salud tanto física como mental. De modo que si siempre ha querido tener un perro, éste puede ser el momento adecuado.

Concédase una recompensa. Considere la posibilidad de llevar un diario de actividades. Anote cada día lo que hizo y por cuánto tiempo. Consiga autoadhesivos en forma de estrellas y prémiese con una estrella si logra hacer ejercicio durante treinta minutos por cinco días a la semana. Dése un regalo, yendo al cine, comprando una revista, llamado por teléfono a un ser querido, o dése un buen baño. Asegúrese de que su recompensa no se relacione con comida.

Cuídese. Si su actividad implica principalmente caminar, asegúrese de que sus zapatos sean cómodos y le den un buen soporte. Si tiene que comprar zapatos, cómprelos al final del día, cuando sus pies tienden a hincharse. Mídaselos con las medias que normalmente se pondrá con esos zapatos. Mídase varios pares y ensáyelos. De ser posible, camine sobre una superficie dura, no sólo sobre una alfombra. Debe quedar un espacio de al menos el ancho del pulgar entre la punta de sus dedos y la punta del zapato. Los tacones no deben resbalar. Los zapatos que elija deben sentirse cómodos de inmediato. No pretenda "amansarlos", ¡le podrían salir ampollas!

Controle su nivel de azúcar. El ejercicio es una forma importante de reducir el nivel de azúcar en la sangre. Al hacer ejercicio, controle su nivel de azúcar antes y después para ver cómo responde. Tal vez tenga que controlarlo con más frecuencia al día siguiente. Debido a que el ejercicio puede reducir el nivel de azúcar hasta por doce horas después, es probable que al día siguiente el azúcar esté más bajo de lo normal. Al controlar su nivel de azúcar después de hacer ejercicio, no solamente controlará la hipoglicemia (*Véase el Capítulo 7*), sino que tendrá cómo verificar que el ejercicio le esté sirviendo.

Consiga un pedómetro. Es un dispositivo pequeño que cuenta los pasos que da. Tiene un costo de aproximadamente $14 y se ha convertido en una forma popular de promover la actividad física. Una meta razonable es dar diez mil pasos al día. Cuando vea lo poco que le falta para cumplir su meta, probablemente encontrará una forma creativa de caminar más.

Vaya poco a poco. Si realmente no tiene deseos de hacer ejercicio a pesar de que sepa que debe hacerlo, intente este pequeño truco. Divida el tiempo de ejercicio en pequeñas etapas y cúmplalas una a una. Por ejemplo, suponiendo que su ejercicio sea caminar y que de pronto decida que hace mucho frío y que prefiere quedarse en casa, pagar las cuentas, leer los catálogos, llamar por teléfono o hacer cualquier otra cosa en vez de salir a caminar, simplemente oblíguese a ponerse los zapatos de caminar. Eso es todo. Sin más presiones. Sólo póngase los zapatos.

Eso es fácil. Ahora tal vez pueda dar apenas unos pasos fuera de la casa y comprobar que, en realidad, no hace tanto frío.

Una vez que esté afuera, por qué no aprovechar y caminar hasta la esquina. Cuando haya recorrido una cuadra, puede darse cuenta de que caminar no es tan malo. Tal vez se decida a hacer la caminata completa. Podrá recompensarse cuando regrese, haciendo una llamada a un amigo, tomándose una taza de té o sentándose a leer una revista.

Sea constante. El ejercicio puede volverse adictivo. Si empieza a moverse, sobre todo si la actividad se adapta a su rutina y si le gusta, los efectos positivos del ejercicio harán que se sienta tan bien con el tiempo que pronto no podrá dejar de hacerlo.

Precauciones

Evite las lesiones. Comience por hacer caminatas cortas y lentas. Es mejor empezar muy despacio e ir incrementando la velocidad que empezar demasiado rápido y exagerar hasta el punto de llegar a lesionarse. Si se lesiona, tendrá que darse tiempo para recuperarse y esto podría retardar su actividad física quién sabe por cuánto tiempo.

Utilice los elementos protectores adecuados, como un casco cuando monte en bicicleta, anteojos de seguridad cuando juegue ráquetball.

Controle su nivel de glucosa si toma medicamento para reducirlo. Es posible que el ejercicio haga que se le reduzca aún más. Tenga esto en cuenta y contrólese el nivel de azúcar después de hacer ejercicio, es posible que deba reducir su dosis de insulina o de medicamento, o que necesite un refrigerio. Si encuentra que normalmente tiene que comer más para evitar la hipoglicemia, consulte con su médico para graduar la dosis de su medicamento.

Proteja su corazón. El ejercicio suele ser bueno para el corazón. Sin embargo, al empezar una actividad física después de haber llevado una vida sedentaria, puede estar forzando su corazón. Dado que los diabéticos tienen un mayor riesgo de enfermedad cardiaca, la Asociación Americana de Diabetes recomienda una prueba de esfuerzo antes de iniciar un programa de ejercicio, cuando se es mayor de 35 años. Consulte con su médico.

Proteja sus pies. Use zapatos atléticos, que le den buen soporte para las actividades que impliquen soportar peso. Asegúrese de que le calcen bien. Examine sus pies antes y después de hacer ejercicio, y cada noche, antes de acostarse.

Proteja sus ojos. La retinopatía diabética es una enfermedad en la que los vasos sanguíneos de los ojos tienden a presentar escapes. Esto puede arruinar su visión. Las actividades muy fuertes que exigen gran esfuerzo, como trotar, no se recomiendan cuando hay retinopatía diabética.

Obstáculos

Algunos tienen muchas razones para no hacer ejercicio. Algunas son excusas; otras son válidas. En cualquier caso, su salud depende de su capacidad de hacer ejercicio, por lo tanto, habrá que pensar en formas de superar algunos de los obstáculos que pueda haber.

Tiempo. Vivimos en una sociedad acelerada. Muchos tenemos más trabajo y responsabilidades de lo que podemos manejar. Si se enfrenta a un nuevo problema de salud como la diabetes —y se está habituando a una nueva rutina de exámenes de sangre, comidas a hora fija, aprender a comprar y preparar los alimentos adecuados— tener que encontrar más tiempo para salir a hacer ejercicio puede parecer casi una broma. Si este es su caso, incorpore el ejercicio en sus actuales actividades diarias y fíjese como meta que tenga una duración diaria de treinta minutos.

Un vecindario peligroso. Desafortunadamente, mucho vivimos en vecindarios en los que no nos sentimos seguros de andar por la calle. Si caminar en su vecindario va a hacer que se sienta expuesto a ser víctima de un crimen, eso no será bueno para su salud y no lo recomendamos. Tal vez pueda caminar en algún otro lugar donde no haya peligro. Puede pedirle a alguien que camine con usted. Además, puede considerar ir a trotar en el centro local de la Asociación de Jóvenes Cristianos (YMCA). Y siempre está la alternativa de las escaleras; suba por una escalera siempre que la encuentre en su camino. Subir y bajar escaleras es un buen ejercicio aeróbico. Muchos usan las escaleras como su *única* actividad aeróbica y pueden perder peso y mantenerse en forma.

El clima. La lluvia, el frío o el excesivo calor son otras razones para permanecer en casa. No permita que las condiciones climáticas le impidan tener un buen nivel de actividad. Tenga un plan alternativo. Si puede costearlo, inscríbase en un gimnasio. Algunos gimnasios, como los de la YMCA ofrecen descuentos para personas de menores recursos.

Una alternativa gratis es encontrar un centro comercial y caminar a buen paso por allí.

Considere hacer ejercicio a pesar del clima. No haga nada peligroso, pero un poco de lluvia no le hará daño. Utilice una capucha o un paraguas. En condiciones ideales, en el verano haría natación para no sentir calor o en invierno trotaría para no sentir frío.

La disculpa de estar demasiado cansado para hacer ejercicio. Por extraño que parezca, entre más activa sea la vida que lleva, más energía tendrá. Como ya lo he dicho, el ejercicio aumenta los niveles de hormonas que producen la sensación de bienestar. El ejercicio ayuda a reducir el nivel de azúcar en la sangre que, mientras no sea demasiado bajo, le ayudará a sentirse mejor. El ejercicio aumenta su resistencia y su fortaleza muscular. Si la sensación de cansancio persiste, pídale a su médico que descarte cualquier otra causa médica. Una vez que tenga el visto bueno de su médico, proceda a hacer ejercicio: lo más probable es que se sienta con más energía que antes.

La disculpa de no estar en forma o ser demasiado viejo, o sentirse demasiado enfermo. Aún si está en cama, es posible que el ejercicio lo beneficie; nunca se está en muy mal estado físico, ni demasiado viejo ni demasiado enfermo. Aún si debe permanecer en cama, lo más probable es que el ejercicio le resulte benéfico, le ayudará a mantener flexibles las articulaciones y fuertes los músculos. Confirme con su médico. Hay ejercicios que puede hacer aunque esté en cama o en una silla de ruedas. Estos pueden ayudarle a equilibrar su fuerza, su flexibilidad y su actitud ante la vida. Puede levantar las piernas, estando en cama, puede levantar pequeñas pesas manuales. Si tiene problemas para caminar, intente practicar natación o aeróbicos acuáticos. Muchos gimnasios (como el de la YMCA) y las piscinas comunitarias ofrecen clases de ejercicios acuáticos. Confirme con los servicios de su

RECURSOS PARA HACER EJERCICIO

- Piscinas comunitarias.
- Clases de baile.
- Gimnasio de la YMCA.
- Centros para personas mayores.
- Programas urbanos y ligas citadinas.

área para saber cuáles son los mejores ejercicios acuáticos para usted. Recuerde que puede mantenerse en buen estado físico y saludable, cualquiera que sea su edad o su tamaño.

No cumplir con su programa de ejercicios. Si deja de cumplirlo, eso es normal. Si deja de hacer ejercicio por un tiempo, no se culpe. Puede analizar el problema y hacer algo al respecto; así, si vuelve a ocurrir, tendrá un plan para no dejar de hacer ejercicio. Piense en los incumplimientos como un mensaje que le indica que tiene que organizar mejor su rutina.

CECILIA ADOPTA UNA VIDA MÁS ACTIVA

El médico de Cecilia fue muy específico al decirle que necesitaba hacer ejercicio, por lo que muy a su pesar, Cecilia lo pensó durante una semana. Consiguió unos tenis y una sudadera. El lunes decidió salir a caminar durante la hora de almuerzo y almorzar después, en su escritorio. Para su sorpresa, dos de sus compañeras de trabajo le preguntaron si podían salir a caminar con ella. Aunque caminaron con brío subiendo y volviendo a bajar cinco cuadras en las proximidades de la oficina, no les faltó el aliento para conversar todo el tiempo. Al cabo de unas semanas, Cecilia se dio cuenta de que realmente esperaba con ilusión la hora de salir a caminar. Había hecho nuevas amigas y ahora la ropa le quedaba más suelta. Lo mejor de todo era que, en vez de tener que aumentar su medicamento, ¡había podido reducir la dosis!

Resumen:

- La práctica periódica de ejercicio tiene muchos beneficios para la salud.
- Consulte con su médico sobre el mejor régimen de ejercicio para usted.
- Una buena regla general es caminar media hora cinco días a la semana.
- Contrólese y controle sus niveles de azúcar.
- Comience haciendo ejercicio despacio, vaya aumentándolo gradualmente y cíñase a una rutina.

CHAPTER SIETE

LA HIPOGLICEMIA: LA SITUACIÓN DE EMERGENCIA MÁS COMÚN

BRIAN SALVA EL DÍA

Brian regresaba de un viaje de negocios. El vuelo estaba lleno y el ambiente era pesado, además, se estaba demorando en despegar. Habían estado en la pista por más de una hora. La tripulación había servido bebidas, pero Brian sabía que sólo servirían la comida cuando estuvieran ya en el aire. Afortunadamente, Brian había preparado y había traído consigo un sándwich como refrigerio. Sabía que cuando se viaja, por lo general se desorganiza el horario de las comidas y, ahora que tomaba medicamentos para la diabetes, no podía darse el lujo de tener una crisis de hipoglicemia. Su compañero de vuelo, en el asiento de al lado se quejaba en voz alta por la demora. Brian no pudo dejar de notar que estaba consumiendo su segunda bebida alcohólica. "¡Será un viaje largo!" pensó. El hombre llamaba a gritos a la azafata con su dicción ya un poco enredada. Exigía que le sirvieran la comida. Se puso de pie y se fue enfureciendo cada vez más. La azafata llamó al piloto y todos se voltearon a mirar. Brian no sabía si debía ayudar a controlar al hombre.

Pero lo miró y se dio cuenta de que tenía un brazalete rojo en la muñeca. Brian lo reconoció como un brazalete de alerta. "¡Es diabético!", gritó Brian, dándose cuenta de inmediato que el comportamiento de este hombre se debía a su estado de salud. No estaba ebrio, estaba hipoglicémico. Brian le indicó que tomara varios de los dulces que siempre llevaba con él. Para cuando llegó el piloto a ver qué pasaba, el hombre ya estaba tranquilo y se sentía muy avergonzado. Sin demora, la azafata le trajo la bandeja con la comida.

LA HIPOGLICEMIA

El término hipoglicemia significa que no hay suficiente azúcar en la sangre y esta es la emergencia más importante con la que uno debe estar familiarizado en caso de diabetes. En la historia que acabamos de describir, Brian mantuvo la situación bajo control e impidió que llegara a nivel peligroso, al reconocer los síntomas de la hipoglicemia. Por otra parte, el hombre en cuestión cometió varios errores. Por ejemplo, ingirió alcohol, en lugar de comer. Sin embargo, también puede decirse que hizo algo que estaba bien: Utilizaba un brazalete que lo identificaba como diabético.

La salud es algo que nos concierne personalmente, y tal vez no queramos anunciar nuestros problemas médicos a los cuatro vientos. Sin embargo, si por alguna razón se pierde el conocimiento, es esencial que quienes estén cerca puedan saber que uno es diabético. Si la hipoglicemia no se trata, puede llegar a ocasionar pérdida de conciencia y convulsiones.

Habrá que saber reconocer y tratar la hipoglicemia en sus etapas iniciales. Si se espera demasiado para tratarla, puede perder la capacidad de pensar con claridad. No sabrá qué hacer para resolver la situación. Cualquiera que reciba medicamento para la diabetes puede tener hipoglicemia. A veces la hipoglicemia se conoce como "reacción a la insulina", pero se puede sufrir de hipoglicemia aunque se esté utilizando insulina o un medicamento en píldoras.

¿Qué nivel de azúcar es demasiado bajo? Técnicamente, la hipoglicemia se define como una glucosa sanguínea menor de 60. Sin embargo, el nivel de glucosa sanguínea al que se empiezan a *sentir* los efectos de la hipoglicemia puede ser levemente mayor o inferior.

Durante la mayor parte de este libro hemos venido analizando cómo lograr cambios en la vida para poder cuidar la diabetes. Muchos de estos cambios significan que hay que tener más estructurado el horario. Hay que consumir tres comidas diarias, tomar los medicamentos todos los días, controlar rutinariamente sus niveles de azúcar y asistir con regularidad a controles médicos. Pero, aún en el caso de las personas más cuidadosas, las circunstancias no siempre ayudan. Habrá imprevistos. En ese caso, conviene tener un plan de respaldo. Piense en ellos como si se tratara de un seguro. Así, siempre contará con un plan B inclusive si las cosas salen mal.

La hipoglicemia es el resultado común de un pequeño contratiempo en la rutina de un diabético. Se estará en riesgo de sufrir hipoglicemia:

- Si se le hace tarde para una comida o simplemente se la salta.
- Si come menos de lo normal.
- Si hace más ejercicio de lo habitual.
- Si está en situación de estrés.
- Si aumenta su medicamento.

- Si se es mujer y se encuentra en una determinada fase del ciclo menstrual.

Según lo indica la Asociación Americana de Diabetes, también se corre el riesgo de sufrir de hipoglicemia si se consume alcohol sin haber comido nada. Recomiendan limitar el consumo de alcohol a un trago por día, si se es mujer, y a dos si se es hombre.

Si tiene que hacer cambios en su rutina de alimentación/ medicación/ejercicio, la mejor forma de evitar la hipoglicemia es controlar con más frecuencia sus niveles de azúcar. Además, controle su nivel de azúcar tan pronto como experimente cualquier síntoma de hipoglicemia, lo que incluye signos tanto físicos como mentales. Estos síntomas suelen comenzar como una manifestación leve que se va tornando gradualmente más alarmante.

Algunos síntomas físicos de la hipoglicemia son:

- Sensación de inestabilidad.
- Sudar frío.
- Palpitaciones aceleradas.
- Sensación de desvanecimiento.
- Sensación de torpeza.
- Sensación súbita de hambre.
- Sensación súbita de cansancio.
- Dolor de cabeza.

Algunos síntomas mentales de la hipoglicemia son:

- Dificultad para concentrarse.
- Mareo.
- Confusión.
- Dicción enredada.
- Falta de coordinación.
- Sensación de estar "fuera del propio cuerpo".
- Cambios emocionales: tristeza, ira, prisa.

Cuando empiezan a experimentarse los síntomas mentales de la hipoglicemia, es posible que ya no tenga toda la capacidad de razonar. Esto podría ser muy peligroso. No debe conducir ni operar maquinaria pesada o equipo peligroso si tiene *cualquier* síntoma de hipoglicemia. Deténgase, cómase un dulce o unas tabletas de glucosa y no continúe hasta cuando se vuelva a sentir normal. Si tiene duda, tome una tableta de azúcar. Si no trata la hipoglicemia, podría perder la conciencia y no podrá hacer nada respecto a su estado de salud. Por lo tanto, su azúcar seguirá bajando, y su cerebro, que necesita azúcar para sobrevivir, sufrirá de "inanición", lo que llevará a la pérdida del conocimiento o inclusive a la muerte.

En esta etapa, la hipoglicemia puede dar lugar a:

- La pérdida del conocimiento
- Convulsiones
- Muerte

BRIAN SUFRE DE ESTRÉS

El trabajo duro de Brian estaba dando sus frutos. Era uno de los pocos elegidos para un ascenso. Aunque estaba seguro de que su trabajo era bueno, el día de la entrevista estaba muy nervioso. Se sentía intranquilo y tenía una extraña sensación en el estómago. Estaba corto de tiempo y no terminó su desayuno. A medida que se acercaba la hora de la entrevista, Brian se sintió inestable y sudoroso. Estaba nervioso por la entrevista, pero también se preguntaba si podría ser hipoglicemia. Afortunadamente, tuvo tiempo de controlar su nivel de azúcar antes de la entrevista. Era de 170. Le sorprendió confirmar que todos esos síntomas que parecían el inicio de una crisis de hipoglicemia, se debieran realmente al estrés que le producía la perspectiva de la entrevista. Sin embargo, sintió alivio de que su nivel de azúcar estuviera bien. Tan pronto como entró a la entrevista comenzó a hablar con su potencial supervisor, se tranquilizó. Unos días después, ¡Brian se enteró de que le habían dado el ascenso!

El estrés puede simular los síntomas de la hipoglicemia. Cuando se está bajo estrés, el cuerpo libera *adrenalina*, la hormona que nos lleva a "luchar o huir". Hace que nuestro cuerpo se sienta ansioso, listo para actuar. Los científicos creen que ayudaba a que nuestros antecesores supieran defenderse de los animales salvajes de las praderas. En este caso, cuando se está bajo estrés, la carga de adrenalina actúa sobre los tejidos para que liberen más glucosa, lo que puede ser muy útil. La glucosa es útil. Si hay necesidad de desarrollar algún esfuerzo físico de inmediato, se necesita combustible instantáneo: glucosa. Por extraño que parezca, también la hipoglicemia hace que se libere adrenalina, y cuando esto ocurre, ya sea por estrés o por disminución de los niveles de glucosa. Por lo tanto, si está sudando y temblando y su corazón late fuerte, tal vez no pueda distinguir si se trata de estrés o de hipoglicemia. Además, si está bajo estrés, es posible que no coma como debe. Por lo tanto, sólo por precaución, conviene controlar su nivel de azúcar.

Si siente hambre, o baja rápidamente su nivel de azúcar, podría también sentir los síntomas de la hipoglicemia. La única forma de confirmarlo es controlando su glucosa sanguínea. Si está dentro del rango normal (más de 60) pero no se siente bien, vuélvala a controlar en 15 minutos. Así podrá asegurarse de que su nivel de azúcar no haya bajado hasta niveles hipoglicémicos.

No demore el tratamiento de la hipoglicemia. Si experimenta síntomas, mida lo antes posible su nivel de azúcar antes de tomar tabletas de azúcar, para asegurarse de que tenga hipoglicemia. Sin embargo, si no es posible medir inmediatamente el azúcar, ingiera algún tipo de azúcar de acción rápida, por si acaso. Si toma unas pocas tabletas de azúcar más, aumentará su nivel de azúcar sanguíneo, pero no hasta un nivel peligroso. Por otra parte, si no las toma cuando las necesita, es posible que su nivel de azúcar siga bajando y podría llegar a un nivel de confusión y pérdida de la conciencia.

LA HIPOGLICEMIA: ESTRATEGIAS PARA CASOS DE EMERGENCIA

Mantenga siempre a mano el tratamiento para la hipoglicemia

Afortunadamente, es posible tratar la mayoría de los casos de hipoglicemia con algo tan fácil y tan disponible como siete dulces Lifesavers[MR] (Salvavidas). Otros tratamientos recomendados son:

- Seis "jelly beans".
- Diez gomitas de azúcar.
- Dos o tres tabletas de glucosa.
- Cuatro a seis onzas de jugo de naranja (un vaso pequeño o una cajita pequeña).
- Cuatro a seis onzas de gaseosa (media lata); ¡no dietética!
- $1/4$ de taza de uvas pasas (una cajita pequeña).
- Dos cubitos o dos cucharaditas de azúcar.

Siempre mantengan una fuente de azúcar extra-rápida en su automóvil. Los accidentes son una consecuencia grave y posiblemente fatal de la hipoglicemia. Nunca se sabe cuándo una congestión de tráfico o un cambio de horario pueda hacer que tenga que pasar mucho tiempo dentro de su automóvil. ¡Ese no es momento para tener una crisis hipoglicemica!

Cualquier forma de azúcar de acción rápida debe aumentar su nivel de glucosa entre 25 y 50 mg/dl en el término de 15 minutos. De no ser así, consuma un poquito más de azúcar. No trate la hipoglicemia con dulces que contengan grasa, como chocolate, malteada o helado. La grasa en los alimentos retarda la digestión. En caso de hipoglicemia ¡la digestión del azúcar debe ser lo más rápida posible! Después de consumir azúcar de acción rápida y controlar su nivel de azúcar a los 15 minutos, asegúrese de consumir una comida o un refrigerio en el término de media hora.

Si la hipoglicemia es tan severa como para producirle somnolencia o pérdida de conciencia, nadie debe obligarlo a comer ni a beber. El alimento podría llegar a sus pulmones. A menos que esté en condiciones de alimentarse sin ayuda, o de que alguien pueda inyectarle glucagón (azúcar) lo que hay que hacer es llamar al 911. Enseñe a cualquiera que viva con usted, inclusive a los niños pequeños, a llamar al 911 en caso de que usted no responda. Esto podría salvarle la vida en un determinado momento.

Glucagón

Si vive con alguien, debe mantener una ampolleta de glucagón (una hormona artificial que imita la que hace que el hígado libere el azúcar almacenado, estas ampolletas sólo se venden por prescripción médica) debe mantenerla refrigerada. Un miembro de la familia o un compañero de cuarto debe aprender a aplicarle el glucagón en caso de que presente una crisis severa de hipoglicemia con pérdida de la conciencia. Podría salvar su vida. No es difícil inyectar el glucagón. Una vez que se lo administren, debe recobrar la conciencia en el término de unos minutos. De lo contrario, la persona que lo haya atendido deberá llamar al 911.

Si tiene problemas para concentrarse debido a la hipoglicemia, tendrá un mayor riesgo de sufrir un accidente de tránsito o algún otro tipo de accidente. Además, es mayor el riesgo de impacientarse o de no poder actuar con cordura en una determinada situación. A veces, los cambios de actitud son algo que sólo una persona muy cercana a usted puede observar. (Por ejemplo, es posible que note que cambia de ánimo y se pone impaciente). Por otra parte, es posible que se sienta disgustada por algo justo y esa otra persona debe sugerir si el problema podría deberse realmente a un bajo nivel de azúcar o no. De hecho, debido a que su capacidad de razonar puede estar severamente limitada durante una crisis hipoglicémica, lo mejor es informar a quienes conviven con usted diariamente lo que se debe hacer en caso de emergencia. Mientras esté bajo los efectos de una crisis hipoglicémica, es posible que de hecho rechace el tratamiento. Tendrán que ser firmes y persistentes para asegurarse de que controle su nivel de azúcar y/o ingiera algunas tabletas de glucosa.

Ya dijimos que la hipoglicemia puede manifestarse en actitudes de ánimo cambiantes. También puede dar la impresión de que esté "bajo los efectos del alcohol". Como en la historia de Brian al comienzo de este capítulo, la hipoglicemia puede hacer que la persona se enfurezca y que su dicción sea enredada y sus movimientos torpes ¿le suena familiar? A menos que uno esté consciente de las causas, éste podría ser el comportamiento de una persona ebria. Para complicar aún más las cosas, el alcohol puede empeorar la hipoglicemia. Impide que el hígado convierta parte del azúcar almacenado en glucosa. Por lo tanto, alguien puede tener inclusive tufo a alcohol pero su comportamiento errático podría deberse realmente a una crisis hipoglicémica.

El desconocimiento de la hipoglicemia

A veces, se puede tener hipoglicemia sin que haya signos de advertencia. Esto se llama *desconocimiento de la hipoglicemia.* Es algo que por lo general no ocurre sino en alguien que haya tenido diabetes durante quince a veinte años. Como veremos en el Capítulo 12, eventualmente, la diabetes puede afectar los nervios. El no ser consiente de la hipoglicemia es el resultado de una disminución de reacciones por parte del sistema nervioso autónomo –que controla la respuesta de "huir o luchar" de la que ya hemos hablado. Si su sistema nervioso autónomo no funciona normalmente, es posible que ya no detecte el aceleramiento del corazón ni la reacción de temblor producida por la hipoglicemia. El peligro está en que, sin signos de advertencia que nos indiquen que debemos ingerir algo dulce, el azúcar puede bajar cada vez más. Quienes tienen este desconocimiento de la hipoglicemia tal vez no se den cuenta de que hay un problema hasta que entren en estado de confusión y pierdan la conciencia.

Si cree que podría tener períodos de desconocimiento de la hipoglicemia, debe analizar este aspecto cuidadosamente con su médico. La mejor solución es controlar más frecuentemente sus niveles de azúcar —sobre todo en los momentos de mayor probabilidad de que este nivel baje. Afortunadamente, si se pueden evitar los episodios de hipoglicemia durante varias semanas, se puede recuperar cierta capacidad de detectar estas crisis.

La hipoglicemia nocturna

Este es otro caso en donde podría experimentar hipoglicemia sin darse cuenta. La hipoglicemia nocturna significa que se tiene una crisis de hipoglicemia durante el sueño. Las pesadillas pueden ser síntomas de hipoglicemia nocturna. Si sospecha que podría tenerla, es necesario despertarse a mitad de la noche y controlar su glucosa. Además, debe controlarla antes de acostarse. Llame a su médico para analizar la posibilidad de graduar sus medicamentos, en caso de que experimente hipoglicemia nocturna.

SÍNDROME HIPEROSMOLAR

Esta emergencia es mucho menos común que la hipoglicemia. En el síndrome hiperosmolar los niveles de azúcar son extremadamente altos - ¡de 600 a 1000 mg/dl o más! Es algo que ocurre principalmente si alguien enferma o se deshidrata.

Cuando hay deshidratación, el azúcar puede elevarse por encima de los niveles normales y producir confusión o pérdida de conciencia. Es una situación muy peligrosa que se asocia a veces con la muerte, aunque su desarrollo es gradual. Quienes tienen mayor riesgo de síndrome hiperosmolar son las personas enfermas, de edad avanzada que no reciben atención o que pueden estar demasiado débiles para hidratarse lo suficiente. Son personas que se debilitan progresivamente hasta llegar a un estado de confusión y eventualmente entran en coma.

Otras personas en riesgo son los diabéticos, que no saben que tienen diabetes. Se enferman tanto que llegan a estar demasiado débiles como para consumir líquidos, podrían desarrollar síndrome hiperosmolar.

El tratamiento para el síndrome hiperosmolar consiste en administración intravenosa de líquidos y hospitalización. De nuevo, se trata de un estado muy grave. Si se tiene síndrome hiperosmolar, el organismo llega a estar tan estresado, que puede sobrevenir la muerte.

La mejor forma de evitar problemas es controlar con frecuencia el nivel de glucosa del paciente con punciones digitales frecuentes, si está demasiado enfermo, mantenerse en contacto con su médico y asegurarse de que algún familiar o amigo lo supervise.

LA CETOACIDOSIS

La cetoacidosis diabética es una emergencia más común en los diabéticos tipo 1. Es producida por la secreción de ácidos cuando no hay insulina en el organismo. Los diabéticos tipo 2 pueden desarrollar cetoacidosis si tienen infecciones o lesiones severas que ocasionen un intenso estrés físico al organismo. No es necesario tener niveles de azúcar especialmente elevados para que haya cetoacidosis ni es algo que pueda detectarse controlando el nivel de azúcar con el medidor de glucosa. Debido a este estado acídico del organismo, la cetoacidosis es muy peligrosa. Tiene que tratarse en cuidados intensivos con insulina y líquidos, bajo estrecha observación médica.

¿Cómo evitar la cetoacidosis? Si enferma, siga tomando su medicamento y controlando su glucosa. Si está por encima de 300, comuníquese con su médico.

Recuerde:

- Procure evitar situaciones que produzcan hipoglicemia.
- Controle su nivel de azúcar regularmente con el glucómetro.
- Conozca los síntomas de alerta de hipoglicemia.
- Trate dichos síntomas a la mayor brevedad.
- Lleve siempre un distintivo de alerta médica como identificación.
- Informe a quienes vivan o trabajen con usted acerca de su diabetes y asegúrese de que sepan lo que deben hacer en caso de una crisis hipoglicémica.

CAPÍTULO OCHO

CÓMO CONTROLAR SU SALUD

DARÍO CONTROLA SU NIVEL DE AZÚCAR

Darío manejaba su propia empresa de construcción. Era un trabajo exigente. Siempre había problemas: los materiales no llegaban a tiempo, los trabajadores no llegaban al trabajo, el cliente pedía cambios de último minuto, etc. Darío manejaba su diabetes con cierta tranquilidad y tomaba regularmente su medicamento. Por eso se sorprendió cuando su médico le dijo que su glucosa sanguínea estaba extremadamente elevada. ¡Darío había estado sintiéndose muy bien! El doctor aumentó su medicación y le insistió en que comenzara a controlar sus niveles de azúcar. ¡Darío había aprendido a hacerlo de manera que se controlaba el azúcar todas las mañanas. Empezó a ver cómo variaban sus niveles de glucosa. Parecía depender de lo que hubiera comido el día anterior. Ahora tenía un incentivo diario para cuidar más su dieta. Decidió que tendría tiempo para hacerlo.

La diabetes es una enfermedad que afecta todo el organismo por lo que, naturalmente, cuando se es diabético, hay que cuidarse bien. Claro está que los no diabéticos también deben cuidarse bien, cosa que no todos hacen. Muchos no tienen una dieta adecuada o fuman; no hacen ejercicio, no van a controles médicos, no van adonde el odontólogo, no usan la seda dental y las mujeres no se hacen mamografías. Hay que pensar en la diabetes como un incentivo para cuidarse realmente bien. Entre mejor se cuide, mejor para usted. ¡Eventualmente, podía llegar a estar en mejor estado de salud que los no diabéticos!

En este capítulo, analizaremos el cuidado específico que debe tener en el caso de diabetes, y revisaremos las áreas claves del organismo a las que hay que prestar atención. Claro esta que, además de seguir estos programas de cuidado especial, hay que adoptar hábitos saludables, como ocurre con cualquier otra persona.

¿POR QUÉ ES IMPORTANTE CONTROLAR EL NIVEL DE AZÚCAR SANGUÍNEO?

Cualquiera que reciba medicamento para la diabetes debe controlar su nivel de azúcar sanguíneo (sus niveles sanguíneos de glucosa) con regularidad. Aún si no recibe medicamento, controlar sus niveles de azúcar tiene varias ventajas:

- Permite controlar mejor la diabetes (los estudios han demostrado que quienes controlan sus niveles de azúcar sanguíneo tienen en general un mejor control).
- Le da información de manera que pueda adoptar las medidas necesarias.
- Evita peligros.
- Le permite saber cómo afectan sus niveles de azúcar algunos alimentos nuevos.

- Le permite saber el efecto que tiene el ejercicio en sus niveles de azúcar.

- Le permite graduar su medicación.

Con los resultados de los controles de los niveles de glucosa sanguínea, tanto usted como su médico pueden graduar mejor su medicación.

En otras palabras, controlar los niveles de azúcar es algo que le da más información para que pueda tomar decisiones mejor informadas. Por ejemplo, podrá saber exactamente qué efecto ha tenido esa bolsa de palomitas de maíz que se acaba de comer.

Más importante aún, controlar su nivel de azúcar en la sangre le advierte de antemano si lo tiene muy alto o muy bajo. Así puede actuar rápidamente para evitar problemas. Por ejemplo, conviene controlar su nivel de azúcar antes de conducir un automóvil. Una crisis hipoglicémica mientras conduce podría causar un accidente de tránsito. Controlar su nivel de azúcar antes de conducir es una medida de seguridad para usted y para sus pasajeros.

Controlar su nivel de azúcar también puede ser un incentivo para seguir haciendo ejercicio. Al ver cómo desciende su nivel de azúcar después de practicar ejercicio, se motivará a continuar. Si ve que el nivel de azúcar baja demasiado, puede actuar de inmediato, y comer algo.

¿Cuáles deben ser mis niveles de azúcar?

Consulte con su médico. Para la mayoría de las personas, el azúcar sanguíneo debe estar entre:

- 80 a 120 antes de las comidas

- 100 a 140 antes de acostarse

¿Por qué se eleva demasiado el nivel de azúcar?
Si su nivel de azúcar es demasiado alto, puede deberse a alguna de las siguientes razones:

- **Por los alimentos.** Comer demasiado, o haber comido muy poco tiempo antes de un control de azúcar, puede producir una lectura más elevada.
- **Factores hormonales.** Las mujeres pueden tener niveles de azúcar más altos en los días inmediatamente anteriores, durante o después de la menstruación.
- **Por estrés.** Si está bajo estrés puede aumentar su nivel de azúcar.
- **Por enfermedad.** Si tiene alguna enfermedad, las cifras del nivel de azúcar pueden aumentar.
- **Por medicamentos.** Es posible que necesite una dosis más alta o que haya olvidado de tomar su medicamento.

¿Por qué baja demasiado mi nivel de azúcar?
Por lo general un nivel de azúcar baja es de menos de 60. Es lo que se conoce como *hipoglicemia* y la sensación puede ser terrible. Además puede ser peligroso. (Para más detalles sobre la *hipoglicemia*, véase el Capítulo 7).

¿Qué debo hacer?
Si en varias ocasiones su glucosa está por encima de 200 o por debajo de 60, avise a su médico. De lo contrario, mantenga un registro y analícelo con su médico en su siguiente consulta.

EL GLUCÓMETRO

Los glucómetros son la mejor forma de tener una idea exacta de su nivel de azúcar. Al usar un glucómetro, pincha su piel con una *lanceta* para sacar una mínima gota de sangre. Esto se hace generalmente en la yema de un dedo de la mano aunque también puede hacerse en otras partes del cuerpo, como en el antebrazo. Luego se pone la gota de sangre en una *tirilla de prueba*, que es un trocito de papel químicamente tratado para medir el azúcar. Después, se inserta la tirilla en el glucómetro y aparece la lectura del nivel de azúcar en una pequeña pantalla. Algunos dispositivos más modernos automatizan este proceso.

Debe registrar los resultados de su medición de azúcar incluyendo la fecha y la hora. Es información importante que debe comunicar a su médico para permitirle decidir la mejor forma de manejar su diabetes. Algunos glucómetros tienen inclusive memorias que almacenan los resultados. Hay muchos glucómetros en el mercado con una variedad de opciones. Pregunte a su médico cuál es el más adecuado para usted, según sus necesidades.

Al elegir un glucómetro tenga en cuenta:

- La facilidad de uso.
- El costo de los suministros.
- Las características especiales, como la memoria.
- Si tiene o no cobertura de seguro.

Los fabricantes mejoran constantemente los glucómetros. Muchos ahora pueden bajar los resultados de sus mediciones de glucosa a una computadora y controlar sus resultados a través del tiempo. En un futuro no muy lejano podrá eliminar del todo la necesidad de punzarse con la lanceta. Algunos fabricantes están desarrollando glucómetros capaces de medir la glucosa sanguínea a través de la piel. (Sin embargo, por el momento, estos dispositivos todavía no son muy confiables).

Cómo usar el glucómetro

Si se usan correctamente, los glucómetros son muy precisos. Pregunte a su asesor de diabetes cómo usar el tipo de glucómetro más adecuado para usted. Lea las instrucciones. Debe conocer la técnica adecuada y será necesario calibrar el glucómetro. Además, deberá mantenerlo limpio y asegurarse de que las tiras de prueba no estén vencidas. Con práctica y con la técnica correcta, se puede minimizar el dolor de punzar el dedo y contar así con los resultados de su nivel de azúcar sanguíneo en cualquier momento.

Cómo cuidarse de pies a cabeza

Cuando se es diabético, es especialmente importante cuidar todo su cuerpo. Deberá concentrarse en los siguientes aspectos:

- Estilo de vida
- Presión arterial
- Colesterol
- Pies
- Ojos*

---

* En el Capítulo 10 analizaremos en más detalle las complicaciones que puede producir la diabetes en los ojos.

- Piel
- Dientes
- Estrés

Revisaremos estos puntos uno por uno.

CÓMO LLEVAR UN ESTILO DE VIDA SANO

Deberá controlar regularmente su nivel de azúcar sanguínea y prestar atención a las áreas de su cuerpo que pueden ser puntos problemáticos. Esto es esencial para todo diabético y la mayoría se acostumbra a hacerlo. Puede comenzar ahora mismo a comportarse como un buen paciente prometiendo que respetará su cuerpo. Consuma alimentos buenos *y* que le hagan bien. Manténgase fuerte y en forma practicando ejercicio rutinariamente. No beba en exceso y evite las drogas en general.

No fume

El cigarrillo causa enfermedades cardiacas, cáncer pulmonar y enfisema. Además, daña los vasos sanguíneos de los pies. Si es diabético y fuma, estará buscándose problemas. En los últimos diez años, han surgido varios tratamientos que hacen que sea mucho más fácil dejar de fumar. Si le cuesta trabajo, consulte a su médico. Ahora se puede combinar un tratamiento con medicamentos de prescripción médica y medicamentos de venta libre para ofrecer la mejor oportunidad de dejar el cigarrillo. Consulte con su médico cuál podría ser el mejor tratamiento para usted. Haga lo que haga, no demore el plan de dejar de fumar. Es una de las medidas más importantes que podrá tomar para llevar una vida más sana y más prolongada.

PROTEJA SU CORAZÓN

La diabetes aumenta el riesgo de enfermedad cardiaca. Según la Asociación Norteamericana de Diabetes dos de cada tres diabéticos muere eventualmente de enfermedad cardiaca o accidente cerebrovascular. Minimice su riesgo de enfermedad cardiaca manteniendo su diabetes controlada y prestando atención a los demás factores de riesgo. Esto significa controlar su presión sanguínea y su nivel de colesterol y dejar de fumar. Los expertos recomiendan que todos los diabéticos tomen una aspirina al día a menos que alguna condición médica lo impida. Consulte con su médico.

La hipertensión

Si es diabético, probablemente tendrá hipertensión. La hipertensión en los diabéticos y en personas que tengan enfermedad renal se define como una presión arterial de 130/80 o mayor. Debido a que la hipertensión y la diabetes son dos afecciones que aumentan el riesgo de enfermedad cardiaca, los médicos recomiendan que los diabéticos mantengan una presión arterial por debajo de 130/80.

Además, la hipertensión puede producir:

- Daño renal
- Accidentes cerebrovasculares
- Insuficiencia cardiaca

Si su presión arterial es muy elevada, su médico le recomendará inicialmente una dieta más sana, ejercicio y pérdida de peso. Si con estas medidas su presión arterial no baja lo suficiente, el siguiente paso suele ser la medicación. Hay ahora una amplia gama de medicamentos para controlar la presión arterial. Su médico podrá elegir el que le ofrezca el máximo de beneficios y el mínimo de efectos secundarios.

La diabetes con nivel alto de colesterol

El colesterol es un tipo de grasa que se encuentra normalmente en la sangre. El médico deberá controlarle el colesterol y otros tipos de grasa. En conjunto, estas grasas se conocen como *lípidos*. Los principales lípidos son las *lipoproteínas* (LDL y HDL) y los *triglicéridos*. Al igual que la presión arterial, los problemas con los lípidos aumentan el riesgo de enfermedad cardiaca y suelen presentarse junto con la diabetes.

Tendrá la mejor probabilidad de evitar las enfermedades cardiacas:

- Si su colesterol LDL está por debajo de 100.
- Si su colesterol HDL está por encima de 45 para los hombres y por encima de 55 para las mujeres.
- Si los triglicéridos están por debajo de 150.

Si sus lípidos no están en los niveles correctos, el tratamiento inicial será dieta, ejercicio y pérdida de peso. ¡De nuevo! Si esto no basta para mejorar su perfil lipídico, deberá permitir que su médico le recete los medicamentos adicionales que considere más adecuados para usted.

La diabetes con hipertensión y altos niveles de colesterol
Para muchos diabéticos, no llueve, diluvia. Estos son los que no sólo tienen diabetes sino también hipertensión y un nivel lipídico poco saludable. Cualquiera de estos estados puede aumentar el riesgo de enfermedad cardiaca. Cuando se agrupan estos tres factores, el riesgo aumenta en forma significativa. Los investigadores han observado que un creciente número de personas tiene esta combinación de factores. Son, además, personas por lo general obesas, con la mayoría del exceso de peso alrededor de la cintura, por lo que les han dado el nombre de personas con "cuerpo de manzana" en lugar de "cuerpo de pera". Este conjunto de afecciones poco saludables ha recibido el nombre de *síndrome metabólico*. Es importante reconocerlo y tratarlo de forma agresiva.

LOS PIES

Al compararlos con el corazón, los pies no parecen ser tan importantes —hasta cuando se desarrolla un problema a ese nivel y entonces se comprende hasta qué punto dependemos de ellos. La diabetes es un factor de riesgo de amputación de pies y piernas. La mayoría de las amputaciones de piernas comienzan con lesiones de piel aparentemente insignificantes en los pies. La mejor forma de prevenir estas consecuencias es prestar especial atención al cuidado de sus pies.

Básicamente, la diabetes afecta los nervios y los vasos sanguíneos de los pies, lo cual causa problemas de cicatrización. A la vez, esto puede convertir problemas menores en algo grave. Lo que para otros sería un problema menor, como por ejemplo una leve lesión de pie de atleta, para un diabético puede ser la causa de graves problemas. Desarrolle el hábito de examinar a diario sus pies, incluyendo las áreas entre los dedos. Asegúrese de secarse muy bien los pies entre los dedos. Detecte cualquier punto rojo o cualquier área de piel que pueda estar descamándose. El enrojecimiento puede ser señal de infección; si la piel está descamada, puede ser por pie de atleta, una infección causada por hongos que afecta, por lo general, a quienes tienen alto el azúcar. Si, por cualquier razón, le preocupa su salud, consulte con su médico para que le haga un examen general. No trate por su cuenta los problemas de los pies. Ésta es un área en la que se requiere la atención de un experto.

Nunca camine descalzo(a). Si utiliza las duchas públicas, por ejemplo, en el gimnasio, asegúrese de usar sandalias. Sacuda la arena de los zapatos antes de ponérselos en la playa para que no quede ningún residuo que pueda producirle ampollas o heridas en los pies. Nunca utilice almohadillas eléctricas ni bolsas de agua caliente. No compre nunca zapatos que no le queden cómodos. Además, aunque compre zapatos cómodos, cámbieselos a las dos horas para dejar que sus pies descansen.

Si tiene una herida o una infección en el pie, no se angustie. La ciencia médica ha desarrollado nuevas formas de curar estos problemas; sin embargo, prepárese para un proceso de cicatrización largo.

Mientras la úlcera cicatriza, es indispensable mantenerse en estrecho contacto con su médico o con una enfermera especializada en curar heridas.

PROTEJA SU PIEL

Mientras esté seguro de que no hay infección presente, mantenga su piel bien humectada: ésta actúa como una barrera protectora. La piel demasiado seca puede presentar pequeñas grietas por las que pueden entrar bacterias y hongos capaces de producir infección.

Cuando tome una ducha o un baño, no utilice jabones con desodorante; son fuertes y pueden resecar la piel. Utilice en cambio un jabón humectante. Después, aplique loción humectante a todo su cuerpo mientras la piel aún esté húmeda. Preste especial atención a sus pies. Llame al médico si detecta cualquier problema.

VISITE AL ODONTÓLOGO

Los diabéticos son más propensos a tener enfermedad de las encías. Esto puede producir dolor, infecciones y pérdida de los dientes. Minimice el riesgo de infección de las encías manteniendo bajo control su nivel de azúcar, cepillando sus dientes dos veces al día y utilizando la seda dental al menos una vez al día. Practíquese una limpieza profesional donde su odontólogo para mantener sus encías sanas. Esta limpieza debe hacerse al menos dos veces al año.

CONTROLE EL ESTRÉS

El estrés puede hacer que literalmente pierda el control de su glucosa sanguínea. Cuando hay estrés, el cuerpo produce hormonas que nos ayudan a reaccionar. Como ya se ha dicho, éstas son las que se conocen como hormonas de "luchar o huir" porque nos ayudan a hacer exactamente eso. Sin embargo, esas mismas hormonas pueden entrar en acción durante una interacción laboral desagradable, aunque probablemente no sea una situación en la que haya que elegir entre luchar o huir —circunstancias como esa hacen que los niveles de azúcar aumenten. Es posible que se dé cuenta que durante períodos de estrés, su azúcar se descontrola, aunque esté poniendo todo de su parte para cuidarse. En este caso, tal vez sea necesario aumentar la medicación, según las indicaciones de su médico.

Claro está que cuando nos encontramos bajo un estrés exagerado, creemos que no tenemos tiempo para cuidarnos. Además, otra razón por la que el estrés puede empeorar los niveles de azúcar es que nos puede llevar a descuidar la dieta o a sentirnos demasiado cansados para hacer ejercicio. Procure que esto no ocurra; no se sentirá mejor. Si descuida sus buenos hábitos de salud, reanúdelos lo más pronto posible.

Contrarreste el estrés programando actividades relajantes. Salga a caminar, dése un baño, trabaje en el jardín o escuche música. Haga lo que le dé mejor resultado. También puede aprender a meditar o a practicar ejercicios de respiración. Consulte a su médico sobre otras modalidades para ganarle la batalla al estrés.

Las hormonas femeninas

En las mujeres hay otras situaciones en las que deben considerarse los factores de estrés y las hormonas. Los cambios hormonales que se producen antes de la menstruación pueden producir estrés y llevarla a descuidar la dieta o a dejar de hacer ejercicio. Para algunas mujeres, los cambios hormonales del ciclo menstrual producen aumentos transitorios en sus niveles de azúcar. Controle su nivel de glucosa y confirme si detecta o no un patrón en ese sentido.

Recuerde:

- Controlar frecuentemente su azúcar sanguíneo.
- Usar un glucómetro que le da la lectura más confiable.

- Prestar atención a las áreas clave de su cuerpo: presión arterial, colesterol, pies, ojos, piel y dientes.
- Procurar adoptar un estilo de vida sano y disminuir el estrés.

CAPÍTULO NUEVE

CÓMO INTERACTUAR CON LOS PROVEEDORES DE SERVICIOS DE SALUD

ROBERTO CONSULTA A UN NUEVO MÉDICO

Roberto había tenido diabetes por varios años cuando la compañía de medicina prepagada le avisó que había sido asignado a un nuevo médico. A él le gustaba el Dr. Cooper que lo había atendido por mucho tiempo y le hubiera gustado poderse despedir de él. Sin embargo, Roberto estaba interesado en cuidar su salud, por lo que decidió hacerse un examen general. La doctora entró como una ráfaga al consultorio, con media hora de retraso. Le dio la mano a Roberto y miró su historia. Le preguntó sobre su medicación, cosa que le molestó, porque todo estaba anotado en la historia. La doctora parecía extremadamente joven para ser médico. Tal vez era una residente. Le practicó un examen físico bastante completo y le entregó una orden para exámenes de laboratorio. Roberto se encontró de nuevo en la sala de espera, totalmente confundido. Había olvidado preguntarle acerca de esa sensación extraña que experimentaba en los pies. No tenía la menor idea de si debía regresar a la consulta, ni cuándo hacerlo, tampoco sabía de qué exámenes de laboratorio se trataba ni cuándo se los debía hacer. Le comentó entre dientes a su esposa que no le había gustado mucho la nueva doctora. Su esposa le preguntó cómo se llamaba, pero Roberto no podía recordar su nombre. Realmente echaba de menos al Dr. Cooper.

SU EQUIPO DE ATENCIÓN MÉDICA

Su equipo está compuesto por profesionales de la salud que lo atienden. Pueden ser o no un grupo formal. Si no constituyen un grupo, dependerá de usted mantenerse en contacto con ellos. En cualquier caso, usted es uno de los "capitanes" de su equipo de salud; el otro es su médico. Los siguientes son los proveedores de servicios de salud con los que tendrá que estar en contacto por razón de su diabetes:

El proveedor de atención primaria

Su proveedor de atención primaria (PAT) será por lo general un médico, aunque también puede ser una enfermera graduada, o un asistente del médico. El proveedor es un médico generalista, responsable de atender todos los aspectos médicos relacionados con su salud. Este profesional tendrá experiencia en un amplio rango de problemas médicos y sabrá también cuándo remitirlo a un especialista, ya se trate de un médico o de un asesor en diabetes.

La enfermera asesora

Esta enfermera, una educadora, le enseñará todo lo que tiene que saber para manejar su diabetes. Con frecuencia le dedicará tiempo extra. Por ejemplo, una enfermera educadora puede trabajar con usted para graduar su medicamento.

La dietista

Su dietista le ayudará a determinar la mejor dieta para usted. Como vimos en el Capítulo 4, saber qué hay que comer cuando se tiene diabetes puede ser muy complicado. Su dietista debe ser una profesional registrada en la Asociación Americana de Diabetes, esta persona, hombre o mujer, deberá poder ayudarle a graduar su dieta a través del tiempo, deberá poder consultarle periódicamente para controlar su progreso y para que responda a sus preguntas.

El oftalmólogo

Un oftalmólogo es un doctor que se ha especializado durante varios años en el diagnóstico y tratamiento de los problemas oculares. Debe consultar un oftalmólogo al menos una vez al año para un examen oftalmológico especial.

El podiatra

El podiatra dedica muchos años a estudiar acerca del diagnóstico y tratamiento de los problemas de los pies. Este profesional, hombre o mujer, está certificado para realizar cirugía podiátrica, es decir, en los pies, si fuere necesaria. Su asesor de atención primaria podrá remitirlo a un podiatra si tiene algún problema en los pies que requiera atención especializada, como callos o callosidades. ¡Nunca trate usted estos problemas sin consultar a un especialista!

El endocrinólogo o diabetólogo

Los endocrinólogos se especializan en enfermedades hormonales, entre ellas la diabetes. Los diabetólogos se especializan en diabetes. La mayoría de los diabéticos tipo 2 no necesitan consultar a estos especialistas. Debido a que la diabetes es tan común, por lo general, los médicos encargados de la atención primaria suelen estar muy familiarizados con la forma de tratar la diabetes tipo 2 y pueden también ayudarle con todos los demás problemas de salud que se presenten. Pueden integrar su atención de salud de una forma que, normalmente, un especialista no lo puede hacer. Su proveedor de salud puede consultar con el especialista para pedirle asesoría sobre su caso o puede remitirlo a un especialista. Debe considerar consultar a un especialista en diabetes si su proveedor de atención primaria no logra controlar la enfermedad.

El grupo de apoyo para diabéticos

Su grupo de apoyo puede darle valiosa asesoría basada en experiencia personal. Es probable que su proveedor le sugiera un grupo relacionado con el hospital, puede inscribirse al grupo o a un grupo de la iglesia que patrocine un grupo de apoyo de diabéticos. Además puede encontrar un grupo comunicándose con la Asociación Americana de Diabetes. Si tiene Internet, también podrá encontrar en línea grupos de *chat*. Sólo asegúrese de confirmar cualquier información con un profesional reconocido.

EL TRABAJO DEL PACIENTE

Como uno de los líderes del equipo, usted es responsable de su propio cuidado. Tiene que cuidar su cuerpo y también tiene que poner de su parte para mantener buenas relaciones con los miembros de su sistema de atención médica.

Al tratar con los miembros de su equipo de proveedores de salud:

- Cumpla sus citas y sea puntual.

- Recuerde los nombres de sus médicos.

- Familiarícese con sus medicamentos y con las dosis de los mismos o mantenga una lista en su billetera.
- Informe a su médico acerca de cualquier otro proveedore de salud que haya consultado y de cualquier cambio que éstos hayan hecho en su tratamiento. Asegúrese de que su médico sepa de esos cambios en la medicación o en las dosis de la misma.
- Si no está satisfecho con uno de sus proveedores de salud, busque otro.
- Lleve siempre el brazalete que lo identifica como diabético.

CÓMO HABLAR CON LOS MÉDICOS

Es muy triste pero cierto que, en este momento, muchos norteamericanos, tanto del área rural como del área urbana, no reciben la calidad de atención médica que merecen. Sin embargo, conviene que sepa cómo pueden funcionar sus relaciones con los médicos, en la situación ideal. Al mantener vivo un ideal, es probable que podamos acercarnos más a él. Lo que viene a continuación, por lo tanto, es una descripción de una situación ideal que ahora sólo está disponible para aproximadamente una tercera parte de la población del país.

Debe poder confiar en los profesionales que lo atienden en materia de salud, debe saber lo que están haciendo y ser consciente de que lo que desean es ayudarle. En realidad, los médicos son "sólo humanos"; tienen días buenos y días malos. Algunos son viejos y otros jóvenes. Algunos son muy comunicativos, otros son muy reservados. Algunos son muy puntuales, otros siempre llegan tarde (a veces esto significa que dedican más tiempo a sus pacientes; a veces puede significar que están demasiado ocupados). Sin embargo, cualquiera que sean sus hábitos, siempre deben ser amables.

Sus relaciones con su médico son muy importantes. Tiene que poder darle todos sus datos personales. Debe poder confiar en su médico y poner en sus manos su vida. Es probable que se necesiten unas cuantas citas, pero si no se siente a gusto con su médico, considere la posibilidad de cambiarlo. Dicho esto, veamos la realidad: los proveedores de salud no son sabios, no lo saben todo. Pero deben poder investigarlo o preguntar en caso de que ignoren algo. En este mundo de información rápidamente cambiante, es posible que usted se entere de algo en Internet o en la televisión o en el periódico, antes que su médico.

También debemos ser realistas en cuanto al tiempo. No debe sentirse presionado; debe recibir respuesta a todas sus preguntas. Por otra parte, es frecuente que su proveedor de salud tenga el tiempo justo para su cita (por lo general, entre 15 y 30 minutos). Durante este tiempo, los dos deben ponerse al día sobre cualquier novedad. Deben revisar las pruebas de laboratorio, el médico debe hacer cualquier examen físico relevante y revisar los medicamentos. Habrá mucho que hacer. Para asegurarse de que la consulta sea un éxito, en la medida de lo posible, recuerde que debe cooperar. Esto incluye llegar a tiempo, tener una lista escrita de lo que quiera decir y saber si debe pedir que le renueven la fórmula de su medicamento. Además, tiene que recordar los nombres y las dosis de sus medicamentos y los valores de sus controles de glucosa. Si su glucómetro tiene memoria, no olvide traerlo a la cita para que el médico pueda revisar las cifras.

A veces hay mucho que comunicar y discutir en una sola cita. No es sólo cuestión de tiempo. Aún si el tiempo fuera ilimitado, es difícil recibir mucha información nueva a la vez. Si quedan temas por tratar, asegúrese de que su médico le diga cuándo puede volverlo a recibir, o cuándo puede atenderlo, ya sea por teléfono o en persona.

No debe sentirse incómodo de preguntar cualquier cosa a su proveedor de salud. No se preocupe de proteger sus sentimientos. Además debe indicar cualquier cosa que no le satisfaga. Por lo general, el médico podrá corregir el problema o al menos explicar las razones del mismo. También tiene que ser sincero en cuanto a su comportamiento. Si le resulta difícil ceñirse a la dieta, debe admitirlo. Si se le olvida tomar su medicamento, debe decir la verdad. De lo contrario, su médico podrá aumentarle la dosis o prescribirle otro medicamento cuando todo lo que en realidad necesita es un sistema que le recuerde que debe tomárselo. Recuerde que se trata de su cuerpo y de su salud. Usted es el director del equipo de atención médica. Los otros miembros del equipo están allí para ayudarle.

Al final de cada cita usted deberá saber:

- Cómo está su diabetes.
- Qué dosis de medicamento debe tomar.

Conviene anotar ciertas cosas para recordar cómo es el plan. También conviene venir con alguien que le ayude a recordar las preguntas que hay que hacer mientras está en el consultorio del médico. Es frecuente que escuche tal cantidad de información que conviene que haya alguien más para recordar todo y hacer preguntas.

- Cuándo debe realizarse sus próximos exámenes de laboratorio —y qué tipo de exámenes serán.
- Cuándo será su próxima cita.
- Cuál va a ser el seguimiento para cualquier otro problema que pueda tener. (Por ejemplo, si tiene una lesión en el pie, debe saber si el podiatra se pondrá en contacto con usted o si es usted quien debe llamar a pedir cita).

Conviene anotar ciertas cosas para recordar cómo es el plan. También conviene venir con alguien que le ayude a recordar las preguntas que hay que hacer mientras está en el consultorio del médico. Es frecuente que escuche tal cantidad de información que conviene que haya alguien más para poder recordarlo todo y hacer preguntas.

LA PRIMERA CITA CON UN MIEMBRO DE SU EQUIPO DE SALUD

Lo más probable es que tenga que tratar con más de una persona dentro de su equipo de atención médica. Tal vez tenga un médico y una enfermera encargada de asesorarlo, también una dietista. Puede ser abrumador tener que tratar con tantas personas y saber qué papel desempeña cada una en el cuidado de su salud. A continuación les contamos algunos consejos para mantener toda la información en orden. Recuerde que como codirector de su equipo de salud, hay cosas que tiene derecho a saber y que necesita saber.

- Pida las tarjetas profesionales de cada uno de sus médicos. Si no tienen tarjetas profesionales, anote sus nombres, números de teléfono y a qué se dedican en la medicina. También tiene derecho a saber si el doctor está allí sólo en forma transitoria o si se trata de un médico en capacitación.

- Tenga los nombres y números telefónicos de sus médicos cerca del teléfono de su casa y mantenga una copia en su billetera.
- Pregunte cómo le ayudarán y en qué circunstancias debe llamarlos o pedirles una cita.
- Determine cuál es la mejor forma de ponerse en contacto con ellos.
- Si le resulta práctico, pregunte si puede comunicarse con ellos por correo electrónico o por escrito.

ROBERTO TOMA EL MANDO

Roberto preguntó a la recepcionista el nombre de su nuevo médico. Era la Dra. Clark. Decidió darle otra oportunidad. En su próxima cita, llegó a tiempo y vino preparado. La Dra. Clark también fue puntual. En esta oportunidad, cuando la doctora revisó los medicamentos, Roberto recordaba los nombres de los mismos. Se dio cuenta de que la Dra. Clark sólo se estaba asegurando de que él estuviera tomando lo que ella creía que estaba tomando. Luego, cuando le preguntó si tenía alguna duda, él sacó la pequeña lista que había elaborado. Quería saber si sus niveles de azúcar eran adecuados. Mencionó la sensación de cosquilleo en los pies. Quería saber si debía vacunarse contra la influenza. Quería saber sobre la dieta de la que había oído hablar. Y quería saber acerca de una hierba que su primo estaba tomando.

La Dra. Clark le dijo que quería concentrarse en el cuidado de sus pies y en sus niveles de azúcar. Le dijo que tendría que estudiar más información acerca de la hierba de la dieta y darle su opinión más adelante. También le dijo que todavía no estaban disponibles las vacunas contra la influenza, pero que era hora de hacerse el examen oftalmológico anual. A Roberto todo eso le pareció muy bien. Le preguntó si le respondería por escrito, por teléfono, o en la próxima cita. Acordaron que ella lo llamaría hacia el fin de semana. La Dra. Clark le examinó cuidadosamente los pies y le dijo que, aunque se veían muy bien, la sensación de cosquilleo podría ser producida por una neuropatía (daño en los nervios). Además, sus niveles de azúcar eran más altos de lo normal. Acordaron que aumentaría la dosis del medicamento y que llamaría a la Dra. Clark en una semana para indicarle los resultados de sus controles de glicemia con el glucómetro.

Roberto leyó su lista; 1) Sus niveles de azúcar eran muy altos; aumentaría su medicamento y llamaría a la enfermera para darle los resultados de las lecturas del glucómetro. 2) Tenía el número del oftalmólogo y lo llamaría para pedir una cita. 3) La Dra. Clark lo llamaría la semana entrante para responderle sus otras preguntas. 4) Vería a la Dra. Clark en un mes, pero la llamaría antes si la sensación de cosquilleo en sus pies empeoraba.

Roberto salió del consultorio mucho más satisfecho con su nueva doctora.

TENERLO TODO BAJO CONTROL

Cuando ya conozca a todos los miembros del equipo y haya asistido a las sesiones iniciales de aprendizaje, y si su azúcar está bien controlado, su cuidado de salud se convertirá en rutina. Probablemente los miembros de su equipo le pedirán que se haga exámenes de laboratorio periódicos, según el caso. La Asociación Americana de Diabetes recomienda el siguiente programa de atención médica:

En cada consulta:

- **Controlar el peso.** Su peso afecta directamente el control de sus niveles sanguíneos de azúcar. Debe controlar su peso en cada consulta médica.
- **Control de la presión arterial.** Dado que el 70 por ciento de los diabéticos tienen hipertensión y debido a que la diabetes y la hipertensión son un riesgo doble de enfermedades cardiacas y de insuficiencia renal, es necesario detectar y tratar la hipertensión en forma temprana. Debe controlar la presión arterial en cada visita al médico. Pida a su proveedor de salud que le indique cuál debería ser la presión arterial adecuada para usted. Para la mayoría de los diabéticos debe ser inferior a 130/80.
- **Examen de los pies.** El buen cuidado de los pies es esencial. La diabetes puede producir problemas en los nervios y en los vasos sanguíneos de los pies. Además puede llevar a una mala cicatrización. Como resultado, los diabéticos tienen riesgo de que al pasar por alto cualquier lesión por pequeña que sea, como una ampolla, en sus pies, esto se pueda convertir rápidamente en una infección peligrosa. Por lo tanto, debe tener mucho cuidado al lavar y secar sus pies, de inspeccionarlos diariamente. Nunca debe caminar descalzo(a). Su proveedor de salud debe examinarle los pies en cada cita de control.

Cada tres a seis meses:

- Haga una cita con su médico de atención primaria.

- Hágase una prueba de HbA1c. Esta es la sigla que significa hemoglobina A1c o la "hemoglobina glicosilada", que mide la glucosa que se pega a los glóbulos rojos. Dado que la vida de un glóbulo rojo es de tres meses, es una buena medida de su nivel de glucosa promedio durante este período de tiempo. Es una medición distinta a la de la glucosa sanguínea. Por ejemplo, una glucosa sanguínea normal en ayunas es de menos de 100. Un nivel normal para la HbA1c de los diabéticos es de 6,5 o menos. Debe controlar su HbA1c cada tres meses.

UN EXAMEN DIFERENTE

La fructosamina se determina con un examen de sangre que verifica su glucosa sanguínea promedio durante un período de aproximadamente dos semanas. Su médico general podrá elegir esta prueba en lugar de la HbA1c, cuando esté graduando su medicamento.

Una vez al año:

- **Los riñones.** La diabetes puede dañar los riñones y llevar a insuficiencia renal con necesidad de diálisis. Para detectar cualquier problema, la Asociación Americana de Diabetes recomienda una prueba anual de microalbúmina, un examen de orina, para ver si los riñones están dejando escapar cantidades mínimas de proteína, un signo temprano de lesión renal.

- **Cuadro de lípidos.** El colesterol alto, combinado con la diabetes representa un riesgo muy alto de infarto del miocardio. Por lo tanto, conviene controlarlo periódicamente. Un cuadro de lípidos verifica los niveles de colesterol tanto "bueno" (HDL) como "malo" (LDL).

- **Examen de ojos.** La diabetes puede ocasionar problemas oculares, incluyendo ceguera. Debe consultar a un oftalmólogo una vez al año. el oftalmólogo le aplicará unas gotas para dilatar las pupilas y poder mirar el interior del ojo a fin de confirmar si hay complicaciones que puedan ser producidas por la diabetes. También comprobará si hay glaucoma.

  Consulte con mayor frecuencia a su oftalmólogo si observa cualquier problema con sus ojos o su visión.

- **Vacuna contra la influenza.** Por lo general, se encuentra disponible a comienzos de octubre. Esta vacuna puede evitar la influenza o hacer que si se presenta, sea más leve. Los diabéticos se enferman más con este tipo de infección. Puesto que la influenza puede llevar a una neumonía fatal, es buena idea vacunarse una vez al año.

Cada año o cada dos años:

- **Para las mujeres:** un examen ginecológico completo y consultar con su médico sobre el control natal. Si hay probabilidad de que queda embarazada, es mejor hablar sobre la planificación con el médico, será mejor tanto para usted como para el bebé. Durante el embarazo, el desarrollo del bebé es muy sensible a los niveles de glucosa, por lo que muchas mujeres usan insulina durante ese tiempo. Estén o no embarazadas, todas las mujeres requieren controles ginecológicos periódicos.

Pregunte a su médico acerca de:

- **Un examen del corazón.** La Asociación Americana de Diabetes recomienda una prueba de estrés para los diabéticos mayores de 35 que piensen comenzar a hacer ejercicio.
- **La vacuna de neumovax.** Debe vacunarse para evitar las bacterias que producen la forma más común de neumonía. Esta neumonía sigue siendo casi siempre fatal. El neumovax también puede evitar algunos tipos de meningitis y también las infecciones nasales.

Esta es una lista básica. Si tiene riesgo de otro problema o si le preocupa un problema en especial, es posible que le ordenen pruebas de laboratorio diferentes o exámenes más frecuentes. Y si tiene cualquier síntoma o problema nuevo es posible que le hagan otros exámenes de laboratorio o que se los hagan también con más frecuencia.

EN CASO DE HOSPITALIZACIÓN

Es más difícil mantener el control cuando se está hospitalizado. Debido a que el personal de los hospitales trabaja por turnos, lo más probable es que tenga que interactuar con un médico distinto cada día y se le podría asignar una enfermera distinta cada ocho horas, esto puede hacer que la situación sea confusa. Recuerde que sigue habiendo *un solo* médico que es el principal responsable de su atención. Asegúrese de saber quién es.

Recuerde:

- Tiene un equipo de salud. Usted es co-capitán y su médico es el otro co-capitán.
- Cuide su diabetes, esto significa controlar periódicamente sus niveles de glucosa.
- Examine las "zonas clave de su cuerpo" para la diabetes, todos los días.
- Consulte periódicamente a su proveedor de salud y siga el programa de exámenes de laboratorio recomendados.
- Aprenda a comunicarse de manera eficiente con sus proveedores de salud.

CAPÍTULO DIEZ

MEDICAMENTOS PARA LA DIABETES

REGINA ACTÚA

Regina estaba preocupada por sus niveles de glucosa sanguínea. Salía todas las mañanas a pasear al perro y tomaba una clase de aeróbicos dos veces a la semana. Realmente había mejorado su dieta y había perdido doce libras en los últimos seis meses. Sin embargo, sus niveles sanguíneos de glucosa en ayunas estaba por encima de 170. Estaba desanimada y pensaba que no podría controlar su azúcar sin medicamentos, pero su meta era bajar su nivel de azúcar. Pidió una cita con su médico para que le prescribiera algún medicamento.

Si es diabético y necesita medicamentos, es posible que se sienta deprimido(a) pero hay un lado bueno. Nunca antes había habido tantas formas de tratar la diabetes y tampoco se había sabido tanto sobre cómo minimizar las complicaciones de la diabetes a largo plazo.

Las mejoras en el cuidado de la diabetes han llegado a un ritmo cada vez más acelerado. Si se era diabético a principios del siglo XX, no había mucho que se pudiera hacer. La insulina sólo apareció en 1921. Pero cuando llegó, lo cambió todo. El descubrimiento de la insulina fue un logro admirable que salvó millones de vidas. De hecho, el desarrollo de la insulina como medicamento inyectable le mereció a sus creadores el Premio Nobel. Pasaron más de treinta años antes de que se inventara la primera píldora para tratar la diabetes, en 1955. Para fines de la década de los ochenta y para finales del siglo XX hubo un nuevo auge de medicamentos nuevos, todos para tratar la diabetes en diversas formas. Según la situación específica, ahora se pueden encontrar los medicamentos más convenientes para cada caso.

Antes de analizar las distintas píldoras disponibles para la diabetes hablemos de los medicamentos en general. Los medicamentos sólo hacen efecto si se toman en la forma prescrita. Para mayor éxito, deben seguirse estas reglas:

- Llevar un estilo de vida saludable.
- Comunicarse con su médico.
- Conocer los nombres de los medicamentos.
- Establecer un régimen estricto.

Analicemos cada uno de estos puntos:

Llevar un estilo de vida saludable

Tomar medicamentos en lugar de optimizar la dieta y hacer ejercicio no dará resultado. Si se descuida la dieta y no se hace ejercicio, lo más probable es que tenga niveles de azúcar sanguíneo incontrolables y aumente de peso.

Comunicarse con su médico

Si se le prescribe un nuevo medicamento, asegúrese de entender si debe continuar con el antiguo, suspenderlo o reducir la dosis del primero. Escriba la instrucción o pida que se la entreguen por escrito.

Traiga a las citas los frascos de sus medicamentos. Si el médico le ha cambiado la dosis del medicamento, pídale que solicite a la farmacia que cambien las instrucciones de la etiqueta para evitar confusiones.

Antes de comenzar a tomar cualquier medicamento nuevo, informe a su doctor de todos los medicamentos que tome. Esto incluye suplementos dietéticos, medicamentos de venta libre y vitaminas. Cada uno de ellos puede tener graves interacciones con la medicación que requiere su diabetes. Si consulta a más de un médico, asegúrese que cada uno de ellos conozca su "resumen de medicamentos".

Conozca los nombres de sus medicamentos

Casi siempre los medicamentos tienen dos nombres: El nombre genérico, basado en los compuestos químicos de la droga (que puede ser difícil de pronunciar), y el nombre de marca, generalmente más corto y más fácil de recordar. Debe aprender estos dos nombres para todos los medicamentos que tome; es posible que un mismo medicamento tenga distintos nombres de marca. Los proveedores de salud pueden usar ya sea el nombre de marca o el genérico y debe poder reconocer de cuál están hablando.

- Memorice sus medicamentos y las dosis.
- Tome sus medicamentos a horas fijas.

- Mantenga sus medicamentos organizados en una caja para píldoras.
- Lleve un registro de sus medicamentos en su billetera. Así los médicos y los paramédicos podrán saber qué toma, en caso de emergencia. También servirá para refrescar su memoria, si los olvida.
- Lea los insertos del empaque que vienen con cada medicamento. Generalmente enumeran todas las cosas adversas que podrían ocurrir. Tenga en cuenta sus posibles problemas, aunque algunos de los problemas que aparecen en esas listas ocurren muy raras veces. Pregunte a su proveedor de salud o al farmacéutico sobre los efectos secundarios más comunes o graves.

¿Efecto secundario o alergia?

Algunos efectos se producen al comenzar a tomar un medicamento, pero pronto desaparecen. Otros persisten, aunque son tolerables. Algunos son indicios de un problema. Si observa cual quier síntoma nuevo al comenzar a tomar un medicamento, consulte con su proveedor de salud.

Un efecto secundario es diferente de una alergia. Los signos típicos de una alergia son erupción, prurito o dificultad para respirar. Si experimenta cualquiera de estos síntomas, suspenda el medicamento y llame de inmediato a su médico. La diferencia entre un efecto secundario y una alergia es importante porque si su reacción es alérgica, puede empeorar si vuelve a exponerse al mismo medicamento.

Una advertencia: una vez que empiece a tomar medicamentos para la diabetes, ya sea una píldora o inyecciones de insulina, corre el riesgo de presentar hipoglicemia. La hipoglicemia se conoce también como "reacción a la insulina", aunque no necesariamente hay que estar recibiendo insulina para sufrir de hipoglicemia. La hipoglicemia significa que el azúcar sanguíneo ha llegado a niveles demasiado bajos —por debajo de lo normal, y más bajos de lo que requiere el organismo, de lo que requiere el cerebro para funcionar. (*Véase el Capítulo 7).*

Cómo graduar su régimen:

- Tómese el medicamento, aún si se siente bien.
- Tómese el medicamento, aún si *no* se siente bien, pero llame a su médico y controle su nivel de azúcar.
- No tome los medicamentos de otra persona. Es posible que un amigo le insista en un nuevo medicamento maravilloso que está tomando para que lo ensaye. O tal vez haya visto en la televisión un comercial convincente. Sin embargo, cada uno es diferente. Corre el riesgo de presentar graves efectos secundarios a menos que consulte a su médico.

Algunas preguntas acerca de la adaptación del tratamiento:

¿Cuándo es necesario cambiar el medicamento? No existe nada que pueda considerarse como la "mejor" píldora o el "mejor" tratamiento para la diabetes tipo 2. La mejor píldora para usted dependerá de sus características de salud personales. Debe ensayar más de un tipo de píldora, una combinación de píldoras o una píldora más insulina.

Aún si las píldoras para la diabetes reducen sus niveles de glucosa al rango normal, es posible que, en caso de una infección severa o si requiere cirugía, tenga que usar insulina. Los niveles de glucosa sanguínea tienden a aumentar durante las épocas de estrés físico, y es posible que las píldoras, por sí solas, no le ofrezcan el debido control de su diabetes.

Si está considerando un embarazo, tendrá que controlar su diabetes con dieta y ejercicio o con insulina. Las mujeres embarazadas no deben tomar ninguna de las píldoras para la diabetes.

¿Está tomando demasiadas medicinas? Si tiene que tomar muchas píldoras y las necesita todas, su medicación no será demasiada. Sin embargo, a veces su médico podrá disminuir el número de píldoras que debe tomar prescribiéndole otras más efectivas.

Estará tomando demasiada medicación si la mayor parte del tiempo su nivel de azúcar está demasiado bajo.

LAS PÍLDORAS

Los médicos llaman a las píldoras para tratar la diabetes *hipoglicémicos orales.* "Oral" significa que se administra por la boca. "Hipoglicémicos" significa un nivel de azúcar sanguíneo bajo. Por lo tanto, los hipoglicémicos orales son medicamentos que pueden administrarse por vía oral (por la boca) para reducir el nivel de azúcar en la sangre.

Los hipoglicémicos orales no son insulina ni pueden reemplazar la insulina. Sólo obran si el páncreas todavía produce una cierta cantidad de insulina. Algunos hipoglicémicos estimulan al páncreas para que produzca más insulina, otros hacen que las células se tornen más sensibles a la insulina. Otros impiden que se eleven los niveles de azúcar.

Por esta razón, ninguno de los hipoglicémicos orales sirve para los diabéticos tipo 1, cuyo páncreas no produce insulina. Sin embargo, para muchos diabéticos tipo 2, el páncreas, aunque aún funciona, no es capaz de producir la insulina suficiente para suplir las necesidades del organismo. En esta situación, los hipoglicémicos orales son menos efectivos y puede ser necesario utilizar insulina. Los diabéticos tipo 2, tendrán una mayor probabilidad de beneficiarse de los hipoglicémicos orales si tienen un peso normal y su diabetes no ha estado presente por más de diez años.

¿Por qué no se puede tomar una píldora de insulina? Porque la insulina no está disponible en forma de píldora. Si se toma por vía oral, se destruye en el estómago por el efecto de las enzimas digestivas. Sin embargo, se está desarrollando investigación para crear formas de insulina que no requieran administración en inyección.

Los medicamentos hipoglicémicos orales

Las sulfonilureas

Las primeras píldoras que se inventaron para la diabetes fueron las *sulfonilureas*, que salieron la mercado en 1955. Un médico militar las descubrió por accidente. Había observado que los soldados que recibían ciertos antibióticos que contenían azufre presentaban bajos niveles de azúcar en la sangre. Utilizó este efecto secundario para ayudar a los diabéticos, y así nacieron los medicamentos a base de sulfonilureas.

Las sulfonilureas son el medicamento oral más antiguo para la diabetes y probablemente sigue siendo el más prescrito. Actúa al estimular el páncreas para que libere más insulina. El páncreas tiene que poder producir una cierta cantidad de insulina para que las sulfonilureas obren, por eso no tienen efecto en la diabetes tipo 1. En la mayoría de los casos, dan buen resultado para los diabetes tipo 2, aunque, eventualmente, parecen perder su eficacia. Esto se debe a que gradualmente, el páncreas va disminuyendo la producción de insulina.

Las sulfonilureas se han dividido en dos *generaciones.* La segunda generación es más reciente, más potente y más costosa.

Los efectos secundarios de la sulfonilureas:
Todas las sulfonilureas pueden producir hipoglicemia (*Véase el Capítulo 7*). Esto representa un mayor problema con las versiones de acción prolongada y con las píldoras más fuertes, de segunda generación. Es común que las sulfonilureas produzcan aumento de peso.

Medicamentos de sulfonilurea:

Primera generación:	Nombre genérico	Nombre de marca
	Tolbutamida	Orinase*
	Tolazamida	Tolinase*
	Clorpropamida	Diabinase*

Segunda generación:	Nombre genérico	Nombre de marca
	Glibulida	Microbase*
	Lipsida	Glucotrol*
	Glucotorl XL*	Glimepirida
	Amaryl*	

Metformina
La metformina, la única biguanida de uso corriente, tiene el nombre de marca Glucophage*. Se ha utilizado en todo el mundo por más de 25 años, aunque sólo recibió aprobación en los

Estados Unidos en 1995. La metformina impide que el hígado produzca demasiada glucosa que pueda aumentar la sensibilidad de las células musculares a la insulina. Debido a que la metformina no aumenta los niveles de insulina, no produce hipoglicemia si se administra sola.

La metformina se suele utilizar en combinación con las sulfonilureas o con la insulina.

El efecto secundario más *grave* de la metformina es una afección que se conoce como *acidosis láctica*, una reacción fatal que aparentemente sólo se produce en quienes padecen ciertas afecciones, como problemas renales, enfermedad hepática, insuficiencia cardiaca congestiva o enfermedad vascular periférica severa. El médico debe cerciorarse de que usted no presente ninguna de estas afecciones antes de prescribirle metformina.

El efecto secundario más *común* de la metformina son los trastornos gastrointestinales. Hasta 30 por ciento de los pacientes puede presentar síntomas como náusea, diarrea y dolor abdominal. Estos problemas gastrointestinales son menos severos si se inicia con una dosis baja de metformina y se va aumentando gradualmente.

Además, la metformina tiene algunos efectos benéficos. A diferencia de las sulfonilureas y la insulina, que producen aumento de peso, la metformina puede tener el efecto contrario, es decir, puede producir pérdida de peso. Es un efecto muy útil para muchos diabéticos tipo 2 que son obesos. Además es benéfica para los perfiles de colesterol.

Las tiasolidinadionas (conocidas también como glitazonas)

Éstas incluyen la rosiglitazona (nombre comercial: Arandia*) y la pioglitazina (nombre comercial: Actos*). Se utilizan cada vez más y se recomiendan ahora como tratamiento de primera línea de la diabetes tipo 2. Son Los primeros medicamentos que revierten directamente la resistencia a la insulina, el problema básico de la diabetes tipo 2. Las tiasolidinadionas hacen que aumente la sensibilidad de las células a la insulina; producen este cambio en forma lenta y pueden tomar hasta tres meses para producir su efecto completo. Por esta razón, si usted estuviera tomando hipoglicémicos al comenzar a tomar tiasolidinadionas, es probable que su médico le indique que continúe con ambos medicamentos.

Uno de los efectos secundarios de las tiasolidinadionas puede ser el desarrollo potencial de problemas hepáticos. Debido a ese potencial de inflamación hepática, se recomienda hacer exámenes de sangre periódicos. Algunos tienen también problemas con inflamación de las piernas. Estas drogas también pueden producir una anemia leve. La rosiglitazona puede disminuir la efectividad de los anticonceptivos.

Las tiasolidinadionas, si se utilizan solas, *no* producen hipoglicemia.

Otro efecto potencialmente benéfico es que las tiasolidinadionas pueden mejorar la fertilidad. Esto se debe a que la resistencia a la insulina reduce la fertilidad; las tiasolidinadionas revierten ese efecto.

Los inhibidores de la glucosidasa (acarbosa)

La Acarbosa es el nombre genérico del medicamento que se conoce con el nombre comercial de Precose*. La acarbosa hace que la digestión de los carbohidratos sea más lenta. Normalmente, las enzimas deben descomponer los carbohidratos en azúcares simples para que sean absorbidos a través de los intestinos porque éstos no los pueden absorber. Si se toma acarbosa junto con una comida, los carbohidratos se van convirtiendo en azúcar en forma más gradual. El azúcar pasa entonces más lentamente al torrente sanguíneo y el nivel de azúcar en la sangre aumenta de manera menos abrupta. Sin embargo, la acarbosa no reduce los niveles de azúcar sanguíneo con la misma efectividad que otros hipoglicémicos orales.

Además, la acarbosa tiene efectos secundarios. Eventualmente, los azúcares se absorben a nivel más bajo en el intestino, lo que produce gases, dolor abdominal y diarrea en 75 por ciento de los pacientes que la toman. Este problema disminuye si la acarbosa se inicia a dosis baja y se va incrementando gradualmente.

Las meglitinidas

Este grupo de medicamentos se conoce como repaglinida (nombre comercial: Prandin*) y como nateglinida (nombre comercial: Starlix*).

Al igual que las sulfonilureas, las nateglinidas hacen que el páncreas libere más insulina. Su ventaja es que tienen una duración de acción más corta y pueden tomarse inmediatamente antes de una comida.

Al igual que las sulfonilureas, las meglitinidas pueden producir hipoglicemia.

Recuerde:

- Hay una variedad de medicamentos para tratar la diabetes tipo 2.
- Consulte con su médico cómo tomar estas píldoras debidamente.
- Consulte las formas de detectar y tratar la

hipoglicemia (Véase el Capítulo 11 para mayores detalles).

- Use siempre el brazalete que identifica a los diabéticos.
- A pesar de la variedad de píldoras para la diabetes tipo 2, muchos diabéticos tipo 2 requerirán, eventualmente, insulina.

CAPÍTULO ONCE

TODO SOBRE LA INSULINA

GUSTAVO ENCUENTRA UNA GANGA

Gustavo no se sentía muy bien. Pasó la mitad de la noche levantado, orinando, una rutina que llevaba ya una semana. Estaba cansado e irritable. Había estado controlando muy bien su diabetes con dieta, ejercicio y medicamentos durante años. Pero ahora su glucosa sanguínea estaba en más de 250. En la última cita con su enfermera profesional, ella le dijo que su HbA1c estaba demasiado alta. Después de examinar su dieta y su programa de ejercicios, le sugirió que agregara insulina a sus medicamentos. Gustavo se mostró escéptico. Le había ido siempre muy bien con las píldoras. Detestaba la idea de tenerse que inyectar. Prometió hacer más ejercicio y volver en dos semanas.

LA INSULINA

En 1921, los doctores dieron extracto molido de páncreas de vaca a una niñita que estaba a punto de morir por diabetes tipo 1. La niña se recuperó milagrosamente y surgió así el tratamiento con insulina.

Desde entonces, la insulina ha sido refinada de forma que contamos con distintas formas y diferentes efectos. Pero a pesar de los millones de vidas que la insulina ha salvado, no la solemos considerar como la maravillosa innovación que en realidad fue. Hay ahora una variedad de medicamentos orales para la diabetes, pues son muchos los diabéticos que detestan la idea de usar insulina. Les preocupa que sea doloroso. Lo ven como un signo de que su diabetes ha empeorado.

El hecho de necesitar insulina no significa que se haya desarrollado diabetes tipo 1. Por lo general, la razón por la que un diabético tipo 2 comienza a usar insulina es porque el páncreas ya no puede producir insulina suficiente para sus tejidos resistentes a la insulina. A pesar de las dosis máximas de medicamento oral que toma, su nivel de azúcar sigue siendo demasiado alto. Eventualmente, cerca de 40 por ciento de los diabéticos tipo 2 termina usando insulina. Su diabetes sigue siendo tipo 2 y producen una cierta cantidad de insulina. Sólo que no es suficiente. ¿A qué se debe esto? Puede ser una combinación de dos factores; por una parte, los tejidos se hacen más resistentes a la insulina y, por otra, el páncreas reduce aún más la producción de insulina.

Las buenas noticias son que, una vez se empieza a usar insulina, la sensación de bienestar puede ser sorprendente. Otra sorpresa: las agujas realmente no duelen, prácticamente no se sienten. Son tan pequeñas que, tal vez pensar en inyectarse ¡es más doloroso que la inyección en sí!

CÓMO COMENZAR

Cuando se empieza a utilizar insulina, es mucho lo que hay que aprender. Asegúrese de tener alguien que sepa enseñarle muy bien, alguien a quien pueda llamar si tiene cualquier duda.

Muchos centros de atención de salud tienen educadores especializados en diabetes que pueden enseñarle todo lo que tiene que saber sobre cómo inyectarse la insulina, cómo almacenarla, cómo aplicársela y cuanta usar.

Tipos de insulina

Cuando use insulina debe mantener dos cosas claves en mente: *el tiempo de acción y la concentración.*

Tiempo de acción

Éste tiene tres períodos clave:

- Inicio: el tiempo que toma la insulina para producir su efecto.
- El momento pico: cuando la insulina tiene su mayor efecto.
- Duración: cuánto dura el efecto de la insulina.

Asegúrese de conocer el inicio, el momento del efecto pico y la duración del efecto de la insulina que está utilizando. Así sabrá cuándo utilizarla en relación con sus comidas.

Normalmente, el páncreas secreta insulina todo el día. La cantidad de insulina está exactamente determinada por la dieta. Ningún régimen de insulina es tan bueno como el que produce el organismo en ausencia de diabetes. *Sin embargo, el objetivo del tratamiento con insulina es aproximarse lo más posible al funcionamiento normal del páncreas.* Con ese propósito, los científicos han desarrollado distintas formulaciones de insulina que obran a distintos momentos después de inyectarla.

Los principales tipos de insulina en orden de duración de efecto, desde el más corto hasta el más prolongado:

Lispro Esta es la insulina de efecto más corto. El Lispro se introdujo en 1996. Se absorbe rápidamente y actúa casi de inmediato. Por lo tanto, no hay que programar la inyección con anticipación, se puede inyectar Lispro justo antes de comer. Debido a su corta duración, tiene menos riesgo de producir hipoglicemia.

Regular Ésta fue la primera formulación de insulina disponible. Hasta 1996, era la única forma de insulina de acción corta disponible. Su inicio de acción demora 45 minutos. Hay que aplicar la insulina Regular de 30 a 45 minutos antes de las comidas.

NPH y Lente Éstas son insulinas que se han unido a una proteína para retardar su absorción. Su acción demora un intervalo intermedio. La proteína adicional les da una apariencia turbia. Para que se absorban adecuadamente, hay que volver a mezclar el contenido de la ampolleta haciéndola rodar suavemente entre las palmas de las manos.

Ultralente es una insulina de acción prolongada. Su efecto dura hasta 30 horas.

Glargine (nombre comercial: Lantus*). La insulina Glargine tiene un efecto de 24 horas, sin efecto pico.

Premezclada Si usted tiene un régimen estable, que no cambia, puede obtener una fórmula de insulina premezclada. Por ejemplo, la mezcla de insulina "70/30" es una combinación de insulina

NPH e insulina Regular en una proporción de 70 unidades de NPH por 30 de Regular. Esto resulta especialmente útil para quienes tienen visión deficiente.

Concentración

Normalmente, la insulina se mide en unidades. La concentración de insulina que se utiliza en Estados Unidos es U-100. Esto significa que en cada mililitro de líquido hay 100 unidades de insulina.

Otros países pueden utilizar U-40 y U-500. (U-40 equivale a una concentración más baja, con sólo 40 unidades de insulina en un mililitro, U-500 es una concentración más alta, con 500 unidades de insulina en un mililitro). Si viaja al exterior, puede evitar confusiones llevando su propia insulina. Si por algún motivo tiene que comprar una concentración diferente, asegúrese de conseguir también las jeringas especialmente fabricadas para esa concentración. Por ejemplo, si le venden insulina U-40, debe conseguir jeringas calibradas para U-40. Esto le ayudará a evitar graves errores administrándose la cantidad equivocada de insulina.

Fuentes de insulina

En la actualidad, una mayor cantidad de insulina es la "insulina humana" idéntica a la insulina que fabrica nuestro organismo. Anteriormente, las fuentes de insulina eran el páncreas de cerdo o res —que daban un resultado igualmente bueno. Sin embargo, los científicos han utilizado técnicas genéticas especiales para crear bacterias capaces de producir insulina humana, lo que ha representado un significativo avance.

TIEMPO DE ACCIÓN DE LOS DISTINTOS TIPOS DE INSULINA

Tipo	*Inicio*	*Pico*	*Duración*
Lispro	En 15 minutos	De 30 a 60 minutos	De 3 horas
Regular	De 30 a 60 minutos	De 2 a 3 horas	De 4 a 8 horas
NPH	De 1 a 3 horas	De 8 horas	De 14 a 24 horas
Ultralente	De 2 a 4 horas	Mínima	De 26 a 30 horas
Glargine	De 1 a 2 horas	Mínima horas	De 18 a 24
70/30	De 30 minutos	De 2 a 12 horas	De 18 a 24 horas

Efectos secundarios de la insulina:

- *Hipoglicemia.* Hay que tener cuidado al empezar a usar insulina. Debe continuar con su programa normal de horario de dieta y ejercicio. Revise los síntomas de la hipoglicemia descritos en el Capítulo 7. El tratamiento es el mismo que para la hipoglicemia relacionada con las píldoras.

- *Aumento de peso.* La insulina contribuye a almacenar la glucosa como grasa. Si su diabetes estaba descontrolada antes de empezar a usar insulina, usted perdía algo de glucosa en la orina. Ahora se utilizará para incrementar los músculos y el exceso se almacenará en forma de grasa. Tal vez convenga rediseñar la dieta y el plan de ejercicio con su proveedor de salud o con su dietista para asegurarse de no consumir demasiadas calorías. Si además toma píldoras para la diabetes, la *metformina* puede ayudarle a minimizar el efecto de aumento de peso producido por la insulina.

- *Aumento del apetito.* Hay quienes notan un incremento del apetito cuando usan insulina.
- *Alergia.* La alergia a la insulina es muy poco frecuente. Si experimenta picor y enrojecimiento en el sitio de la inyección, es posible que tenga alergia a la insulina —consulte con su médico.

Cómo inyectarse

Para muchos, inyectarse una aguja es la parte más aterradora de usar insulina. Las nuevas agujas para insulina vienen lubricadas, son extremadamente delgadas y muy cortas. Además, no producen prácticamente ningún dolor. Su asesora en diabetes puede repasar con usted la técnica para aplicarse la inyección. Con la práctica, aplicarse la insulina se convertirá en una rutina tan común como usar seda dental.

Técnica de inyección:

- Limpie el frasco y su piel con un algodón empapado en alcohol.
- Succione dentro de la jeringa la misma cantidad de aire que la cantidad de insulina que va a sacar del frasco.

- Haga girar el frasco de insulina entre las palmas de las manos para mezclarla uniformemente.
- Coloque el frasco con la boca hacia abajo.
- Introduzca la aguja en el frasco metiendo aire dentro del mismo.
- Permita que la presión empuje la insulina hacia la jeringa hasta la marca de calibración adecuada (la medida).
- Empuje suavemente el émbolo de la jeringa para sacar el aire de la aguja: deberá poder ver una pequeña gota de insulina en la punta de la aguja.
- Si la insulina ha estado refrigerada, espere a que llegue a temperatura ambiente mientras está en la jeringa para minimizar el dolor.
- Inyéctela rápidamente.

Rotar los sitios de inyección
Para permitir que los tejidos se recuperen y evitar problemas en el sitio de la inyección, debe cambiar de área al inyectarse la insulina. Cambiar el sitio es lo que se conoce como "rotar el sitio de la inyección". Los sitios de inyección deben ser las áreas de su cuerpo donde haya abundante grasa bajo la piel. Estas áreas incluyen el abdomen, los muslos y los glúteos, así como la parte superior de los brazos. Procure mantenerse dentro de la misma área a la misma hora cada día. Cambie de sitio entre una inyección y otra. En otras palabras, puede, por ejemplo, inyectarse en el abdomen antes del desayuno, aunque en un lugar diferente del abdomen cada vez.

La insulina se absorbe más rápidamente del abdomen, y más lentamente de los brazos, mientras que la absorción más lenta es en los muslos y los glúteos. La absorción del abdomen es la más consistente.

La consistencia significa que normalmente su azúcar bajará a la misma hora cada día, lo que le permitirá programar sus inyecciones en relación con sus comidas. Si cambia de sitio, cambiará de forma impredecible el tiempo que tarde la insulina en obrar.

El ejercicio acelera la absorción. Por ejemplo, si sale a correr después de inyectarse en el muslo, es posible que su glucosa sanguínea baje en menos tiempo.

De ser necesario, puede aplicarse la inyección de insulina a través de la ropa.

Utilice la jeringa adecuada para la cantidad de insulina que se vaya a inyectar. En otras palabras, para una calibración más precisa, utilice una jeringa más pequeña si se va a inyectar menos insulina que de costumbre,.

Las plumas de insulina son la forma más conveniente de llevar la insulina. Vienen con cartuchos de insulina que se guardan dentro del esfero. Luego se marca con un "dial" la cantidad de insulina que se requiere. Estos esferos son buenos para quienes puedan tener problemas midiendo la insulina dentro de una jeringa.

Si no puede manejar las agujas, hay varios otros dispositivos que le pueden ayudar, aunque son costosos. Los dispositivos de inyección a chorra *jet*, por ejemplo, fuerzan la insulina a entrar bajo la piel mediante una fuerte descarga de aire. Las bombas de insulina utilizan una aguja que se instala quirúrgicamente en su abdomen. La ventaja de estos dispositivos es que pueden administrar una cantidad continua de insulina. Los diabéticos tipo 2 no necesitan usar la bomba de insulina dado que su páncreas produce su propia insulina.

Cómo almacenar la insulina

No es necesario mantener la insulina en el refrigerador. De hecho, es mejor dejarla a temperatura ambiente si el contenido del frasco se va a utilizar en el término de un mes. Si la temperatura ambiente es agradable para usted, la insulina estará muy bien a esa temperatura.

Asegúrese de no agitar, congelar o sobrecalentar la insulina. Cualquiera de estas cosas podría descomponer su estructura proteica y volverla inactiva. No utilice insulina que haya cambiado de apariencia, que no esté transparente, que se vea turbia o tenga grumos. Esto puede ser indicación de la insulina se ha dañado. También debe sospechar que la insulina está vencida si nota que no reduce su glucosa sanguínea.

GUSTAVO SE DECIDE A INYECTARSE INSULINA

Una semana después de su cita con la enfermera graduada, Gustavo fue a cenar con su cuñado Juan. Recordó que Juan había estado usando insulina para su diabetes tipo 2 durante algunos años. Juan le dijo a Gustavo que al principio había sido difícil usar la insulina, pero que nunca antes se había sentido tan bien. Juan estaba muy contento de haber hecho ese cambio. Los insignificantes inconvenientes quedaban más que compensados por la sensación de bienestar. Tenía más energía, su nivel de azúcar era excelente, inclusive se había ido de viaje y había llevado la insulina. La conversación le dejó una buena impresión a

Gustavo. Llamó a su enfermera unos días después y le dijo que estaba dispuesto a ensayar la insulina.

Resumen

- Muchos diabéticos tipo 2 usan insulina para mantener su azúcar sanguíneo en un nivel saludable.
- Las inyecciones de insulina no son tan dolorosas.
- Debe conocer el "inicio de acción" y la concentración de la insulina que esté usando.
- Debe saber reconocer y tratar la hipoglicemia (*Véase el Capítulo 7 para más detalles*).

CAPÍTULO DOCE

COMPLICACIONES DE LA DIABETES A LARGO PLAZO

La diabetes es la séptima causa de muerte en los Estados Unidos. Es la principal causa de ceguera e insuficiencia renal. Los diabéticos son más propensos a sufrir infarto del miocardio, accidentes cerebrovasculares y problemas por mala circulación; de 60 a 70 por ciento de los diabéticos tienen daño neural.

Las estadísticas son aterradoras, pero son una advertencia, y no significa que necesariamente estas cosas vayan a ocurrir. La mayoría de las complicaciones de la diabetes puede retardarse o evitarse por completo con un buen control de los niveles de glucosa sanguínea.

El tratamiento de la diabetes ha mejorado en forma significativa en las últimas décadas, aunque todavía hay muchos diabéticos cuyos niveles de glucosa, colesterol y presión arterial no están debidamente controlados. Pero las estadísticas se *pueden* mejorar.

Las complicaciones de la diabetes aumentan entre más tiempo se haya tenido la enfermedad y entre más altos hayan sido sus niveles de glucosa. La mayoría de las complicaciones se puede minimizar:

- Manteniendo un buen control de la glucosa, la presión arterial y los lípidos (grasas).
- Dejando el cigarrillo.
- Asistiendo a citas médicas periódicas.

Muchas de las complicaciones que analizaremos en este capítulo se presentan en forma lente y silenciosa. En otras palabras, es posible que se sienta muy bien al tiempo que poco a poco va perdiendo la vista. No espere a que aparezcan los síntomas. Podría ser demasiado tarde.

Por lo general, las complicaciones más graves de la diabetes son:

- Enfermedad vascular (problemas con el sistema cardiovascular).
- Retinopatía (problemas con los ojos).
- Insuficiencia renal.
- Neuropatía (problemas con el sistema nervioso).
- Infecciones.

RIESGOS PARA EL SISTEMA CARDIOVASCULAR

El sistema cardiovascular está compuesto por el corazón y todos los vasos sanguíneos. Las complicaciones cardiovasculares de la diabetes incluyen hipertensión, mala circulación, accidentes cerebrovasculares y enfermedad cardiaca. Estos generalmente es producido por el endurecimiento de las arterias, una reacción compleja que se produce por efecto de los lípidos, el daño a los vasos sanguíneos y la inflamación, lo que los médicos conocen como *ateroesclerosis*.

Hipertensión es el término médico de la presión arterial alta; es muy común en los diabéticos tipo 2. La hipertensión puede ser grave sin producir ningún síntoma, por consiguiente, muchos no saben que la tienen a menos que controlen su presión arterial. En la comunidad hispana, es una enorme fuente de problemas de salud. Es uno de los factores que llevan a insuficiencia renal, accidentes cerebrovasculares e insuficiencia cardiaca.

Los infartos ocurren debido a que se bloquean los vasos sanguíneos que llevan oxígeno y los nutrientes al corazón. El bloqueo de uno de estos vasos puede producir síntomas de dolor u opresión en el tórax. Otros síntomas son mareo, palpitaciones aceleradas, sensación de náusea o adormecimiento del brazo. Es indispensable reconocer estos síntomas y llamar inmediatamente al 911 si experimenta alguno.

Insuficiencia cardiaca significa que ya el corazón no puede bombear la sangre con la misma eficiencia. El resultado es que la sangre se devuelve hacia los pulmones, por lo que tanto el cerebro como los músculos no reciben oxígeno suficiente. Los síntomas de insuficiencia cardiaca incluyen mareo, dificultad para respirar, fatiga, inflamación de las piernas, pérdida de la conciencia.

Los accidentes cerebrovasculares se deben a taponamiento o sangrado de los vasos sanguíneos del cerebro. Es posible que experimente signos de advertencia de un accidente cerebrovascular, como adormecimiento o debilitamiento de un brazo, una pierna, o la cara. Otros signos son mareo y pérdida de conciencia. Los accidentes cerebrovasculares son emergencias médicas. Se puede reducir el daño que produce si se administra tratamiento sin demora. Si experimenta cualquiera de estos signos de advertencia debe llamar al 911.

La mala circulación puede causar dolor en los pies y en las piernas después de caminar. Produce mala cicatrización de las heridas y constituye un riesgo de amputación.

CÓMO REDUCIR EL RIESGO

- Mantenga controlados los niveles de azúcar sanguíneo.
- Siga un tratamiento para controlar la hipertensión.
- Siga un tratamiento para reducir el colesterol.
- Deje de fumar.
- Haga ejercicio con regularidad.

Además, si tiene ateroesclerosis, es posible que su médico inicie un tratamiento con aspirina. Al adelgazar la sangre y disminuir la inflamación, la aspirina contribuye a prevenir el endurecimiento de las arterias.

Los ojos

La diabetes puede llevar a daño ocular de múltiples formas. Las complicaciones relacionadas con la diabetes son la principal causa de ceguera en los Estados Unidos.

La retinopatía es un daño que se produce en la retina. La retina es la capa más interna del ojo, el área donde converge un sinnúmero de pequeños nervios y vasos sanguíneos. Sólo los *oftalmólogos* debidamente capacitados en las enfermedades oculares tienen la destreza, la experiencia y los instrumentos para realizar un examen confiable de la retina. El daño en la retina se produce gradualmente y es posible tener ya un daño irreparable sin haber notado ningún problema. Aunque no tenga diabetes, conviene consultar a un oftalmólogo al menos una vez al año. Si tiene retinopatía, su oftalmólogo puede recomendarle una cirugía con láser. Esto puede evitar que la pérdida de la visión llegue a ser tan severa como podría serlo de no tratarla.

El glaucoma es el resultado de una presión elevada dentro del ojo, lo que puede dañar el nervio óptico y producir pérdida total de la visión. El glaucoma es más común en los hispanos, al igual que los diabéticos. Es necesario tratarlo con gotas especiales para el ojo que se venden por prescripción médica, antes de que se produzca daño al nervio óptico. De nuevo, puede producirse un daño irreversible antes de experimentar cualquier síntoma que advierta la presencia de una anomalía.

Las cataratas son otro problema del que, sobre todo, los diabéticos deben estar muy conscientes. Las cataratas son el resultado de depósitos celulares que se forman dentro del cristalino. El cristalino es un componente transparente del ojo, estos depósitos celulares, en cambio, son opacos y bloquean la visión. La cirugía de cataratas consiste en extraer el cristalino y reemplazarlo por un lente artificial. Es una cirugía sencilla y efectiva para restaurar la visión.

El tratamiento de las cataratas no es urgente. De hecho, los doctores esperan, por lo general, a que las cataratas avancen lo suficiente como para afectar la visión antes de extraerlas.

Para proteger su visión, sea muy estricto con sus controles médicos. Debido a que la retinopatía y el glaucoma pueden producir daños irreversibles antes de que se presente algún síntoma que permita detectarlos, debe consultar a un oftalmólogo para un examen ocular completo tan pronto como le hagan el diagnóstico de diabetes. Después, puede ir al oftalmólogo una vez al año, a menos que su médico le aconseje controles oculares más frecuentes.

De nuevo, mantener sus niveles de glucosa sanguínea y su presión arterial bajo control y dejar de fumar serán medidas que ayudarán a reducir el riesgo de desarrollar complicaciones oculares.

Los riñones

Los hispanos tienen casi el doble de riesgo de tener insuficiencia renal que el resto de la población. Aunque la razón de esto no está clara, es probable que sea debido al hecho que los hispanos también tienden a tener la presión más alta que el resto de la población.

Ser hipertenso además de diabético es un riesgo adicional de insuficiencia renal.

Los riñones filtran la sangre a través de pequeños vasos capilares. Toda la sangre de su cuerpo es constantemente filtrada por los riñones para eliminar los productos de desecho que luego se excretan en la orina. Los riñones son los órganos encargados de regular el balance de líquidos.

Si los riñones fallan, no se pueden eliminar los productos de desecho ni el líquido; estos se acumulan dentro del organismo y pueden causar una grave enfermedad que lleve inclusive a la muerte. Estos problemas pueden tratarse mediante diálisis, un proceso en el que una máquina realiza la función de los riñones. Sin embargo, la máquina no puede graduar su balance de líquidos y elementos químicos con la precisión con la que lo hace su organismo. Además, la diálisis requiere que permanezca conectado a la máquina durante varias horas cada semana. El 5 por ciento de los diabéticos tipo 2 terminan en diálisis.

Un transplante renal permite llevar una vida más normal. Pero hay una lista de espera enorme para recibir un riñón. No todo el mundo que desea o necesita uno podrá conseguirlo. Si se somete a un transplante renal, tendrá que tomar medicamentos especiales para evitar que su organismo rechace el riñón transplantado. Desafortunadamente, este medicamento también puede ponerlo en riesgo de contraer infecciones que ponen en peligro la vida y en riesgo de desarrollar cáncer. Además, puede hacer que sea más difícil controlar la glucosa.

Cómo minimizar el riesgo de insuficiencia renal:

- Mantenga su glucosa sanguínea en niveles cercanos a lo normal. Los estudios han demostrado que esto evita que se produzca daño renal.
- Controle su presión arterial. Consuma una dieta baja en sal. Si necesita medicamento, no deje de tomarlo ni una sola vez.
- No fume.
- Controle su colesterol.
- Hágase exámenes periódicos para controlar el estado de sus riñones. Si su médico sospecha algún problema, realizará una *prueba de microalbúmina* para determinar si hay pequeñas cantidades de proteína en la orina. Normalmente, los riñones no filtran la proteína. Si hay más de cierto nivel de proteína en su orina, significa que los riñones no están bien. Un examen normal de orina sólo puede detectar una cantidad relativamente

grande de proteína. La prueba de microalbúmina está diseñada específicamente para detectar cantidades mínimas de proteína que indican el comienzo de un daño renal. Si se trata este problema de inmediato, hay probabilidad de revertir el daño.

Si su médico detecta proteína en su orina, recomendará que comience a tomar un medicamento especial que puede detener o incluso revertir el daño renal. Hay dos grupos de medicamentos para la presión arterial que han resultado útiles: los *inhibidores de la ECA* y los *bloqueadores de los receptores de angiotensina II.*

La neuropatía

Neuropatía significa enfermedad de los nervios. El 60 por ciento de los diabéticos tienen algún problema del sistema nervioso. Los factores de riesgo para neuropatía son los niveles altos de glucosa sanguínea, la edad avanzada, el exceso de alcohol y la altura sobre el nivel del mar.

Nuestro sistema nervioso es una extensa red de nervios cuyo centro de comando es el cerebro. Se podría decir que es al sistema eléctrico del organismo. Los nervios controlan el movimiento de los músculos. Suministran las *sensaciones* que nos indican:

- *La posición:* así sabemos si el piso sobre el que estamos parados es plano o inclinado.
- *La temperatura:* sabemos si el agua del baño está demasiado caliente.
- *El tacto fino:* sabemos que lo que tocamos dentro del bolsillo es una llave y no una moneda.

- *El dolor:* sabemos que nos hemos parado sobre un clavo.

El sistema nervioso detecta y responde constantemente a una gran cantidad de información, por lo general a nivel subconsciente. Nos permite oír música, contemplar una flor y caminar.

Somos aún menos conscientes de una parte especializada de nuestro *sistema nervioso* que, sin que nos demos cuenta, cumple un sinfín de funciones en nuestro organismo sobre las que no tenemos control. Nos ayuda a respirar, contribuye a nuestra función sexual, nos ayuda a digerir los alimentos, a eliminar la orina, mantiene nuestro corazón palpitando, regula la presión arterial y controla la transpiración. Entre sus múltiples responsabilidades se cuentan el latir del corazón, la respiración y las contracciones del intestino.

La diabetes puede dañar cualquier nervio en nuestro cuerpo, pero con más frecuencia daña lo los nervios que conforman lo que se conoce como el sistema nervioso autónomo (*neuropatía autónoma*) y el sistema nervioso periférico, el área más distante del cerebro (*neuropatía periférica*).

Uno de los primeros síntomas de neuropatía periférica es una sensación inusual de falta de sensibilidad en los pies.

Es importante que su médico le practique una prueba de función nerviosa en los pies. Puede tener una neuropatía significativa y sin embargo sentirse muy bien, pero la neuropatía periférica representa un riesgo de *amputación*.

Las consecuencias comunes de la neuropatía periférica son:

- Dolor o sensación de ardor en los pies.

- Sensación de adormecimiento en los pies.

- Dificultad para mantener el equilibrio.

Se puede mejorar la neuropatía periférica controlando los niveles de glucosa sanguínea. Se puede reducir el riesgo de complicaciones en los pies examinándolos diariamente, no caminando nunca descalzos y comprando zapatos que calcen bien.

La neuropatía autónoma aumenta con el tiempo o con un control deficiente de los niveles de glucosa.

Algunas quejas que pueden ser indicio de neuropatía autónoma son:

- Problemas digestivos, incluyendo flatulencia o regurgitación después de comer. Esto se debe a que los nervios que controlan el vaciamiento del estómago no funcionan bien.

- Problemas sexuales. Los hombres tienen problemas con las erecciones, mientras que las mujeres pueden observar una pérdida de lubricación.

- Transpiración inadecuada.

- Sensación de mareo cada vez que se pone de pie. Esto se debe a que los nervios que indican a sus vasos sanguíneos que se contraigan para impedir que la sangre descienda hacia los pies, no están funcionando.

Los síntomas de neuropatía pueden mejorarse generalmente con un mejor control de los niveles de azúcar sanguíneo. Por otra parte, el tratamiento depende del problema.

El tratamiento para la neuropatía autónoma depende del órgano afectado.

El dolor de la neuropatía periférica puede aliviarse, hasta cierto punto, con medicamentos, tanto en píldoras como en crema.

Las infecciones

Los niveles altos de azúcar en la sangre debilitan el sistema inmune. Los diabéticos son más propensos a contraer infecciones y estas infecciones son más difíciles de tratar. Los sitios comunes de infección son la boca, la piel, los pulmones, los oídos, los pies y el área de los genitales. Las infecciones en cualquiera de estas áreas se pueden diseminar a otros sitios. Al igual que con otras complicaciones a largo plazo, deben evitarse las infecciones manteniendo bajo control el nivel de glucosa sanguínea. Examine diariamente sus pies y consulte regularmente al médico y al odontólogo. Consulte a su médico al primer signo de cualquier problema y aplíquese las siguientes vacunas recomendadas:

- La *vacuna contra la neumonía* protege de las bacterias que causan los tipos de neumonía más comunes. La neumonía es responsable de miles de muertes al año.

- La *vacuna contra la influenza* protege contra los virus de la influenza. Se prepara anualmente para la estación durante la que esta enfermedad es más común y normalmente se consigue en octubre. Los virus de la influenza tienden a cambiar, por lo que es posible que, aún si está vacunado, le dé influenza, aunque deberá ser más leve. La influenza puede progresar a una neumonía fatal; es una enfermedad que causa muchas muertes cada año.

Resumen

- La diabetes puede producir muchas complicaciones graves, pero el riesgo de éstas se puede disminuir.

- Mantenga un buen control de sus niveles de glucosa sanguínea.
- No fume.
- Controle su presión arterial.
- Consulte regularmente su médico.
- Preste atención a cualquier síntoma nuevo que pueda tener.

CAPÍTULO TRECE

LA DIABETES EN EL EMBARAZO

LAURA DESEA UN BEBÉ

Laura siempre ha querido tener muchos hijos, pero cuando le diagnosticaron diabetes, supuso que no podría tenerlos. En una oportunidad había visto una película en la que una linda y joven estrella tenía diabetes. Se embarazó, contra la recomendación de su médico, enfermó y murió. El esposo de Laura sólo quería lo que fuera mejor para ella. La pareja habló de sus dudas con el doctor de Laura. Les aseguró que no había ningún problema en que Laura tuviera un bebé, aunque tendría que empezar a usar insulina. De hecho, tendría que empezar a usar insulina antes de quedar embarazada. Y tal vez tendría que controlar el nivel de su glucosa sanguínea ¡hasta ocho veces al día!

Laura y su esposo se sintieron confundidos, tenían sentimientos encontrados. Les entusiasmaba el prospecto de pensar que realmente podían iniciar una familia. Por otra parte, no estaban seguros de poder manejar el complejo horario de inyecciones de insulina y de controles de azúcar. Laura se preocupaba de que si cometía un error, su bebé pudiera nacer con problemas. Le dijo al Dr. Smith que lo pensarían.

CÓMO PROGRAMAR UN EMBARAZO CUANDO SE ES DIABÉTICA

Con los actuales progresos en medicina, las diabéticas pueden tener embarazos normales y dar a luz un bebé sano. Pero se requiere planificación y muchísima disciplina. Las diabéticas tienen un mayor riesgo de tener bebés muy grandes. Esto puede requerir que la madre tenga una cesárea y el bebé permanezca bajo observación en la unidad de cuidados intensivos al nacer. Sin embargo, si se puede hacer lo necesario para controlar la diabetes, se reduce el riesgo de complicaciones. Pero, por si esto le preocupa, su bebé no nacerá con diabetes sólo porque usted sea diabética.

Sin embargo, cuando se es diabética, *hay que* programar con anticipación el embarazo. Deben consultar sus planes con su médico y pedir su asesoría. Antes de quedar embarazada su control de glucosa debe ser excelente. Una diabetes mal controlada aumenta el riesgo de aborto y defectos en el niño.

En realidad no conviene esperar a descubrir que está embarazada para empezar a controlar su nivel de azúcar. Los órganos internos del bebé se desarrollan en las primeras cuatro a ocho semanas, antes de que usted sepa que está embarazada. Es imposible saberlo antes de cuatro semanas después de la concepción y, con frecuencia, hay mujeres que demoran aún más tiempo en enterarse. Mientras tanto, el bebé se va formando y creciendo día tras día. Es posible que para cuando se dé cuenta de su embarazo, el bebé ya haya sufrido un daño irreversible. Por esto, los expertos insisten en que las diabéticas programen cuidadosamente sus embarazos y tengan un excelente control de la glucosa *antes* de quedar embarazadas. Después de todo ¿no es lo más importante que el bebé sea sano? Una vez que sepa que está embarazada, tendrá que continuar el esfuerzo de controlar su azúcar.

Si no la controla cuidadosamente, el bebé podría nacer:

- Con graves problemas pulmonares.
- Con defectos de nacimiento.
- Con discapacidad mental.

Y usted podría presentar graves problemas:

- Renales
- Oculares
- Del sistema nervioso

A fin de lograrlo, continúe con el control natal hasta que sus niveles de azúcar hayan estado controlados por varios meses y hasta que su médico le diga que ya puede quedar embarazada. Revise la lista de las cosas que debe tener en cuenta, que aparece en la siguiente página, para asegurarse de estar preparada.

SU CONSULTA MÉDICA PRENATAL

Durante su examen previo al embarazo, su médico repasará con usted las complicaciones relacionadas con la diabetes. Aún las mujeres que ya hayan tenido estas complicaciones pueden quedar embarazadas sin ningún problema, pero antes la diabetes tiene que estar bien controlada. El embarazo puede empeorar las complicaciones. Los cambios que se producen en su organismo durante la gestación representan un gran estrés para todo su sistema. Su corazón tiene que hacer un doble esfuerzo para bombear la sangre por su cuerpo y por el del bebé. Los riñones tienen que esforzarse por manejar más orina. Es posible que desarrolle hipertensión. Si tiene retinopatía, ésta puede empeorar.

Con una buena atención antes y durante el embarazo, minimizará los riesgos de tener problemas graves de salud. Es sorprendente que la mayoría de los cambios físicos se revierten a niveles normales poco después del parto.

Además, si tiene el azúcar bien controlado durante todo el embarazo, su riesgo de desarrollar complicaciones una vez que nace el bebé no aumenta.

LISTA DE VERIFICACIÓN PREVIA A UN EMBARAZO

- Su médico le da su aprobación.
- Su salud está estable.
- Su azúcar está controlado.
- Tiene acceso a atención prenatal con un médico especializado en embarazos de alto riesgo y atención de pacientes diabéticas.
- De ser necesario, está utilizando insulina.
- Tiene un glucómetro y sabe utilizarlo.
- Puede costear los suministros durante nueve meses.
- Está preparada para controlar su glucosa sanguínea varias veces por día durante nueve meses.
- Está tomando ácido fólico.
- No fuma, no bebe, no utiliza drogas.
- Tiene familiares y amigos que la ayuden durante el embarazo y cuando nazca el bebé.

Su proveedor de salud puede recetarle insulina, porque todas las píldoras disponibles para tratar la diabetes pueden causar defectos de nacimiento. Las mujeres que han tomado píldoras para la diabetes necesitan cambiarlas por insulina antes de quedar embarazadas y durante todo el embarazo. Aunque antes de quedar embarazada haya podido controlar su diabetes sin tomar medicamentos, es posible que ahora tenga que tomar insulina para tener el mejor control posible de la glucosa.

Tendrá que controlar sus niveles de glucosa varias veces al día. El nivel ideal de glucosa es:

- Antes de las comidas — entre 70 y 100
- Dos horas después de una comida — menos de 140

Antes de quedar embarazada, es posible que su médico le recomiende que comience a tomar ácido fólico, una vitamina que ayuda al desarrollo adecuado del sistema nervioso del bebé. Al igual que con el control de la glucosa, es importante que empiece a tomar ácido fólico antes de quedar embarazada porque el sistema nervioso del bebé comienza a desarrollarse durante las semanas anteriores al momento en el que usted se entere que está embarazada.

Además, es también un buen momento para dejar de fumar, aunque no haya podido hacerlo antes. Debe dejar de consumir alcohol. Revise todos sus medicamentos, incluyendo las vitaminas y las hierbas, y consúltelos cos su médico para ver si son seguros durante el embarazo.

DESDE EL COMIENZO

Esté preparada para una época de trabajo duro y disciplina. No olvide nunca la recompensa: un bebé sano y feliz. Todos los

LO QUE DEBE HACER DURANTE SU EMBARAZO

- Asistir puntualmente a sus citas médicas prenatales.
- Controlar sus niveles de glucosa en la forma indicada.
- Aumentar la cantidad de peso correcto.
- Consumir una dieta sana.
- Seguir haciendo ejercicio.

embarazos pueden producir malestar matinal, fatiga, aumento de peso, erupciones extrañas, etc. Además de todo esto, probablemente tendrá que enfrentarse a cuarenta semanas de controlar sus niveles de glucosa varias veces al día. Tal vez tenga que inyectarse insulina de dos a cuatro veces al día. Tendrá que ir a control médico cada quince días.

Muchos expertos recomiendan controlar el nivel de glucosa antes y después de las comidas, al acostarse, y a las tres de la mañana. Ese momento a mitad de la noche puede ser muy molesto, pero recuerde, una vez que nazca su bebé, va a tener que levantarse más de una vez cada noche.

Durante el embarazo, sus niveles de azúcar deberán permanecer en los siguientes límites:

- Antes de las comidas: entre 60 a 105
- Después de las comidas: en menos de 140
- En la noche: entre 60 y 100

Si sus niveles de azúcar son superiores a 180 o inclusive de más de 140 durante varios controles, llame a su médico. Su bebé cambia y crece día tras día. Inclusive un mínimo período de mal control de la glucosa lo puede afectar.

Si no puede controlar la glucosa en casa, el doctor puede decidir hospitalizarla por un corto período para controlarlo. Es posible que antes de darla de alta le dé instrucciones más estrictas y que analice con usted su dieta.

Debe consultar a una dietista a comienzos de su embarazo para que la ayude a elegir alimentos nutritivos y le indique cómo aumentar el peso adecuado. Por lo general, los expertos recomiendan un incremento de peso de 22 a 32 libras en total. Este peso extra soporta el desarrollo del bebé. Si tiene sobrepeso, el aumento de peso recomendado será menor. Puede ser de apenas 15 libras. Recuerde, ya sea que tenga o no sobre peso este no es el momento de hacer dieta. Necesita peso adicional para ayudar a nutrir a su bebé.

Durante los primeros tres meses del embarazo, el malestar matinal puede hacer que le resulte difícil ceñirse a la dieta. El malestar es aún peor cuando su estómago está vacío, por lo que normalmente se produce en la mañana. (Algunas mujeres sienten nauseas todo el día). Como es obvio, esto puede interferir con su horario de comidas y puede aumentar el riesgo de hipoglicemia. Procure comer porciones pequeñas a intervalos más frecuentes. Beba agua entre las comidas. Mantenga galletas en la mesa de noche para comerlas apenas despierte.

Debido a que sus necesidades de glucosa se incrementan, tendrá un mayor riesgo de sufrir de hipoglicemia. Controle su glucosa durante el día, nunca deje de controlarla antes de conducir automóvil. No se ha demostrado que la hipoglicemia sea nociva para el bebé. Aparentemente, aún si el azúcar de la madre está bajo, el bebé puede extraer azúcar suficiente del torrente sanguíneo de la madre. Sin embargo, la hipoglicemia sí le puede hacer daño a usted, y necesita estar bien para cuidar y proteger a su bebé.

A medida que avanza el embarazo, su peso aumentará y aumentarán también las hormonas que produce su organismo para soportar el incremento de tamaño del bebé. A medida que esto ocurre, necesitará cantidades cada vez mayores de insulina. De hecho, es posible que tenga que inyectarse más insulina que nunca. Esto no quiere decir que tenga que inyectarse más veces, sólo que tiene que inyectarse dosis más altas de insulina cada vez.

Debido al régimen de insulina más intenso, su médico puede sugerirle que recurra a una bomba de insulina. Estos dispositivos son muy útiles para quienes necesitan insulina intensiva. Son tan seguros y efectivos como las inyecciones y muchos pacientes lo consideran más conveniente.

Durante el embarazo, debe continuar con su suplemento de ácido fólico, además, su médico podrá también recomendarle suplementos de calcio y hierro. Limítese a las dosis y la preparación que el médico recomiende. Muchas vitaminas disponibles en el mercado tienen altas dosis de diversas vitaminas. Este no es el momento de tomar demasiadas vitaminas porque podrían hacerle daño al bebé.

A menos que su médico le indique lo contrario, siga haciendo ejercicio. El ejercicio es bueno para usted y ayuda a mantener estables sus niveles de glucosa. Además, la mantiene en forma para el parto y para atender al recién nacido. Sin embargo, no inicie ninguna actividad rigurosa. Evite también los ejercicios en los que podría caer y golpearse, como *trotar* o practicar ráquetball. Controle su nivel de azúcar antes de hacer ejercicio y mantenga algún tipo de azúcar de acción rápida a mano en caso de una emergencia por hipoglicemia.

LOS EFECTOS DE LOS NIVELES ALTOS DE AZÚCAR EN SANGRE EN SU BEBÉ

Un buen control de la glucosa sanguínea reduce el riesgo de defectos del bebé al nacer. Además, un buen control de la glucosa disminuye el riesgo de que el bebé crezca demasiado.

Parecería que un bebé grande es sinónimo de un bebé sano, pero en este caso eso no es así. Un bebé expuesto a un nivel de azúcar demasiado alto en la madre puede ser un bebé grande, pero puede tener sus órganos internos mal desarrollados. O un bebé grande puede tener problemas respiratorios. Además, un bebé grande hace que el parto sea mucho más difícil, lo que, puede resultar en daño cerebral para el niño.

Durante sus consultas prenatales, su obstetra verificará el crecimiento y el progreso de desarrollo del bebé mediante una máquina que toma ecografías. Si parece que el bebé va a ser demasiado grande, su médico le recomendará una cesárea (una recomendación común para mujeres diabéticas). La insulina de un bebé que haya estado expuesto a altos niveles de azúcar sanguínea estará trabajando horas extras y existe el riesgo de que el bebé sufra hipoglicemia al nacer. En el Capítulo 11 analizamos los riesgos de la hipoglicemia para un adulto. ¡Imagine lo difícil que puede ser esto para un bebé! Estos bebés necesitan ser tratados inicialmente en la unidad de cuidado intensivo.

DESPUÉS DEL PARTO

Felicitaciones ¡tiene un nuevo bebé! Inmediatamente después del parto, su cuerpo iniciará el proceso de regresar al estado en el que se encontraba antes del embarazo. Su cuerpo revierte los cambios que experimentó durante nueve meses, pero esto requiere varias semanas. No espere volverse a sentir como antes, durante este tiempo.

Tenga aún más cuidado con el control de sus niveles de azúcar sanguínea. La rápida disminución en los niveles hormonales puede hacer que sus niveles de azúcar se tornen impredecibles. Amamantar al bebé puede también reducir sus niveles de azúcar sanguínea, al igual que si se olvida de tomar una comida porque está demasiado ocupada con el nuevo miembro de la familia. Mantenga refrigerios a la mano y permanezca en estrecho contacto con su médico. Recuerde que ¡su bebé necesita una mamá sana!

Si ha decidido amamantar al bebé, tendrá que seguir usando insulina en lugar de las píldoras para la diabetes. En todos los demás aspectos puede seguir cuidando su diabetes como antes de pensar en el embarazo.

Una advertencia: No debe tener sexo hasta que pueda iniciar el control natal. Podría quedar embarazada en cualquier momento, aún si está amamantando al bebé.

CÓMO CUIDAR LA DIABETES Y TAMBIÉN AL BEBÉ

Después de tener un bebé, tendrá que atender a su diabetes mientras su cuerpo se recupera del embarazo y del parto de su nuevo bebé. Permita que otros le ayuden con todo el trabajo posible; cambiar pañales, preparar comidas, limpiar su casa. Pida y acepte ayuda. Tiene que descansar y recuperarse ¡y familiarizarse con su bebé!

Como ya hemos dicho, puede amamantar al bebé aunque tenga diabetes. De hecho, la leche materna es el alimento ideal para el bebé y es más barata y más conveniente. No hay que comprarla, mezclarla y calentarla ni hay que lavar los biberones ni las tetillas del biberón chupos. Es más, darle al bebé leche materna puede ayudar a mantener la glucosa sanguínea bajo control y puede ayudarle a perder peso. Sin embargo, es posible que sus niveles de azúcar fluctúen más durante la lactancia. Controle su glucosa sanguínea y tenga algún azúcar de acción rápida a mano mientras amamanta al bebé. No alimente al bebé antes de alimentarse usted. Tiene que estar sana para poder atender al recién nacido. Después de que su bebé haya comido, consuma usted también un refrigerio.

Reanude su programa de ejercicios tan pronto como su médico se lo permita.

¿Cómo está su ánimo? Aún en las mejores circunstancias, muchas nuevas mamás pasan por un período de tristeza después del parto. Puede ser una forma de depresión que se conoce como *baby blues*, y se debe a la disminución de las hormonas. Pero si es diabética, también puede ser producida por hipoglicemia. Controle sus niveles de glucosa sanguínea para asegurarse de que no tenga hipoglicemia. Si se siente triste y no puede librarse de la tristeza no demore en consultar con su médico.

LA DIABETES GESTACIONAL

La diabetes gestacional significa que aunque no haya tenido diabetes antes del embarazo, la desarrolla mientras está embarazada. La diabetes gestacional es la complicación más común del embarazo. Las hispanas tienen más probabilidades de padecer la diabetes gestacional que las mujeres americanas blancas. Tener más de 25 años al quedar embarazada, tener sobrepeso y tener una historia familiar de diabetes son factores que aumentan su nivel de riesgo.

Todas las mujeres deben hacerse rutinariamente un examen para detectar diabetes gestacional como parte del cuidado prena-

FACTORES DE RIESGO DE DIABETES GESTACIONAL

- Ser afroamericana, latina, nativa americana o asiática americana.
- Tener más de veinticinco años.
- Tener una historia familiar de diabetes tipo 2.
- Ser obesa (con una grasa corporal de más de 27).
- Haber tenido un aborto espontáneo previo.
- Haber tenido un bebé de más de diez libras.

tal. Normalmente esto se hace a la semana 24 a 28 del embarazo porque, por lo general, la diabetes gestacional se presenta en la segunda mitad del embarazo, más o menos en el quinto mes. Su médico practicará una prueba especial conocida como prueba de tolerancia a la glucosa. Para esta prueba, le darán a beber una mezcla extremadamente dulce. Una hora después, se le hará un examen de sangre para determinar el nivel de glucosa. Si este nivel es de 140 mg/dl o más, es probable que tenga diabetes gestacional.

Con la diabetes gestacional, sus niveles de azúcar son normales en la primera parte del embarazo, por lo que el bebé no tiene mayor riesgo de defectos de nacimiento. Sin embargo, si durante la segunda mitad del embarazo sus niveles de azúcar son demasiado altos, su bebé estará en riesgo de ser demasiado grande y puede tener problemas durante el parto y después.

Al igual que las mujeres que han sido diabéticas desde antes de su embarazo, tendrá que controlar estrictamente sus niveles de azúcar para darle a su bebé la mejor posibilidad en la vida. Si su nivel de azúcar es de más de 140 mg/dl, significa que tendrá que usar insulina durante el resto del embarazo.

Durante el embarazo se producen grandes cambios que ayudan a que el bebé se desarrolle. El incremento de las hormonas en su organismo puede producir resistencia a la insulina. Así, se puede decir que la diabetes gestacional es similar a la diabetes tipo 2. Después del parto, tres de cada cuatro mujeres recuperan sus niveles de azúcar normales. Sin embargo, la *mitad* de éstas tendrá diabetes más adelante en la vida. Todas las mujeres que hayan presentado diabetes gestacional deberán hacerse un examen anual para detección de diabetes.

Todo lo que necesita saber sobre la diabetes y el embarazo:

- Con algo de planificación, usted y su bebé tienen poco riesgo de presentar problemas a largo plazo.
- Si es diabética, debe consultar de antemano con su médico, antes de quedar embarazada.
- Sus niveles de azúcar deben estar bajo excelente control antes de un embarazo para evitar defectos de nacimiento en el bebé.
- Puede necesitar insulina.
- Debe recibir cuidado prenatal periódico.
- La diabetes gestacional significa que es una enfermedad que se produce por el embarazo pero que desaparece una vez que nace el bebé. Es más común en las mujeres hispanas.

CAPÍTULO CATORCE

ESPERANZAS PARA EL FUTURO

GILBERTO HACE SUS DEBERES

Gilberto tenía 14 años y había tenido diabetes desde hacía dos. Sabía que sus compañeros de clase sentían curiosidad por la forma como controlaba sus niveles de glucosa. Al comienzo, se habían burlado de él, pero ya no lo hacían. Cuando la profesora de biología les pidió que hicieran unas presentaciones, Gilberto decidió que hablaría sobre los interesantes adelantos en el tratamiento de la diabetes.

Un diagnóstico de diabetes ya no es una sentencia de enfermedad y complicaciones de por vida.

Los diabéticos, tienen acceso a una gran cantidad de adelantos en el tratamiento de esta enfermedad. Los diabéticos tienen muchas más alternativas que antes en cuanto a medicamentos. El tratamiento con insulina se ha hecho cada vez más sofisticado, imitando con más exactitud nuestra respuesta natural a esta hormona.

La monitoría de la diabetes es más exacta y se sigue desarrollando investigación para hacerla menos dolorosa.

Las siguientes son algunas muestras de los múltiples adelantos tecnológicos que se están llevando a cabo:

UN NÚMERO MENOR DE INYECCIONES

La insulina oral: Ahora, como están las cosas, si se tomara la insulina por vía oral, el ácido del estómago la descompondría y la volvería inactiva. Sin embargo, los científicos experimentan con formas de evitar que la insulina sea digerida en el estómago. Están desarrollando una píldora de insulina especialmente formulada, con un recubrimiento que haría que pasara por el estómago sin digerirse. El recubrimiento se disolvería en el intestino delgado donde la insulina podría absorberse.

Insulina inhalada: Los investigadores están próximos a perfeccionar una forma de insulina que puede inhalarse. Al igual que un inhalador para el asma, administraría insulina a los pulmones, desde donde se absorbería. Otro dispositivo podría administrar un rocío de insulina que se absorbería por la cavidad oral.

Un parche de insulina: Los científicos desarrollan parches que utilizarían corrientes eléctricas, ondas de ultrasonido o sustancias químicas para ayudar a transportar la insulina a través de la piel.

MÁS ALTERNATIVAS DE MONITOREO

Medidores indoloros: La capacidad de muchos glucómetros nuevos de tomar sangre de "sitios alternos" disminuye el dolor de pincharse los dedos. Las yemas de los dedos son más sensibles al dolor que el brazo, el muslo y el abdomen. Además, estos nuevos medidores requieren una menor cantidad de sangre.

El GlucoWatch: Este monitor detecta la glucosa sanguínea mediante una corriente eléctrica que extrae sangre a través de la piel. Aunque ya está en el mercado, aún no es lo suficientemente confiable como para usarlo sin necesidad de otro glucómetro. Además, es costoso. En la actualidad, el GlucoWatch y los suministros tienen un costo anual de casi $6.000 dólares.

Cirugía

Transplante de páncreas: Esta es una técnica que ya se ha venido practicando desde hace varias décadas. Un páncreas de un donante no diabético puede producir insulina en forma normal ofreciendo una cura efectiva de la diabetes tipo 1. Sin embargo, hay varios inconvenientes. Al igual que con cualquier transplante de órganos, se requiere medicamento para suprimir el sistema inmune. Estas *drogas inmunosupresoras* producen riesgo de infecciones y cánceres. Por esa razón, los transplantes de páncreas se realizan principalmente en personas que también requieran de un transplante renal y que, de todas formas, tendrían que recibir terapia inmunosupresora. Otro problema es que no hay suficientes donantes para la demanda de transplantes de páncreas. Por último, aunque, en algunos casos, el transplante de páncreas puede curar la diabetes tipo 1, no es una solución para la mayoría de los diabéticos, ya que el tipo de diabetes más común es la diabetes tipo 2. Por consiguiente, aunque el transplante de páncreas es una fuente más confiable de producción de insulina, no es suficiente; hay que mejorar también la sensibilidad a la insulina.

Tratamientos que estarán disponibles en un futuro próximo

Transplante de islotes: Los islotes son las células que producen la insulina. Éstos pueden transplantarse infundiendo estas células en el organismo por vía intravenosa; así, empiezan a producir insulina en la persona que las recibe. Aunque los receptores de estas células también tendrían que recibir tratamiento inmunosupresor, el poder administrar las células a través de una infusión intravenosa es un procedimiento menor en comparación con una cirugía mayor como la que se requiere para el transplante de páncreas. Sigue siendo un problema de oferta y demanda, pero la ingeniería genética podría crear más de estas células del islote.

Los péptidos de incretina y la dipeptidil peptidasa–IV: Mientras escribimos este libro, los investigadores estudian este nuevo tipo de drogas para el tratamiento de la diabetes tipo 2. Los péptidos de incretina y la dipeptidil peptidasa–IV prometen que se podrá contar con un medicamento inyectable capaz de controlar los niveles de azúcar sanguínea y tener también un efecto benéfico en el peso corporal. Aún no han sido aprobados, pero las cosas avanzan en ese sentido.

Aunque se están investigando los múltiples genes responsables por la diabetes tipo 2, aún no se vislumbra una cura. La mejor cura para la diabetes tipo 2 es un cambio de vida que también puede ser un medio efectivo de prevención. Para demostrarlo: quienes participaron en el Programa de Prevención de la Diabetes pudieron revertir su riesgo de desarrollar esta enfermedad.

Además, los sorprendentes resultados de este programa hicieron que se hicieran esfuerzos, a nivel de salud pública, por identificar a los millones de personas que tienen diabetes y prediabetes no diagnosticadas para enseñarles la mejor forma de evitar la diabetes; prestando atención a la reducción de peso, al consumo de una dieta más sana y a la práctica regular de actividad física.

Así, mientras que la ciencia y el sector empresarial aúnan esfuerzos para mejorar las tecnologías en el tratamiento de la diabetes, mientras se gastan millones de dólares y mientras una mayor investigación logra ayudar a miles de personas, hay que esforzarse realmente, es una absoluta necesidad, lograr algo que implica un "nivel de tecnología mucho más bajo", se trata de revertir nuestros malos hábitos, se trata de hacer ejercicio, perder peso y comer mejor. Dejar un mal hábito es mucho más difícil que tomarse una píldora, pero será mucho más benéfico. Como ocurre con muchos aspectos de la vida, el mejor tratamiento es la prevención.

Este no es el primer estilo de vida relacionado con una epidemia con el que los norteamericanos hayan tenido que enfrentarse. Mediante la educación del público acerca de los riesgos del cigarrillo, se ha logrado reducir el número de fumadores. Esto no se logró mediante ninguna ciencia tecnológica avanzada sino mediante un cambio en un viejo hábito. (La motivación para cambiar este hábito destructivo no vino sólo de la voluntad sino de los cambios en la legislación y en las políticas de salud pública. Por ejemplo, la ley no permite que se pasen comerciales de cigarrillos en las horas de programación infantil).

La diabetes es un problema de salud pública lo suficientemente grave en nuestras comunidades como para que debamos considerar enfoques similares. Podemos lograr, si nos lo proponemos, que se limiten los comerciales que ofrecen comida chatarra a los niños. Podemos exigir que los colegios enfaticen los alimentos sanos en sus cafeterías y máquinas dispensadoras. Podemos financiar una educación física adecuada en los colegios.

Hay que recordar que tenemos la forma de controlar la diabetes. Si se aprenden a controlar las emociones, la dieta y el nivel de actividad, si se controlan los niveles de azúcar, si se cumplen las citas médicas de control y si se toman debidamente los medicamentos, se puede llevar una vida normal, feliz y prolongada. ¡Le deseamos la mejor de las suertes!

APÉNDICE

RECETAS DELICIOSAS Y SALUDABLES PARA DIABÉTICOS

Todas las recetas incluidas en este apéndice son de la Asociación Americana de Diabetes

Las recetas han sido tomadas de los siguientes libros de cocina: *Diabetic Cooking For Seniors, Flavorful Seasons Cookbook* por *Robyn Webb, Forbidden Foods Diabetic Cooking, The Healthy HomeStyle Cookbook,* y *The New Family Cookbook For People With Diabetes.*

Reproducidas con Autorización de la Asociación Americana de Diabetes.

Para pedir cualquiera de los libros, comunicarse con 1–800–232–6733 o hacer el pedido en línea a http://store.diabetes.org.

BAGRE ASADO

Una antigua receta sureña, este bagre apanado, se prepara asado y no frito para ahorrar calorías y grasas.

Porciones: 4 **Tamaño de la porción: 4 onzas**

INGREDIENTES

Nombre	*Medidas/Peso*
Bagre, filetes de bagre o perca de mar (1 lb en total) descongelado, si estuviera congelado	4 c/u
Pan blanco desmigajado o 1 taza de miga de pan fresca	2 tajadas
Queso romano o parmesano rallado	2 cucharadas
Romero u orégano fresco picado	2 cucharaditas
Sal	1/2 cucharadita
Pimienta negra molida	1/4 de cucharadita
Huevos batidos, o 1/4 de taza de sustituto de huevo	1
Suero de leche bajo en grasa	1/4 de taza

INSTRUCCIONES DE PREPARACIÓN

1. Precalentar el horno a 400ºF y alistar una lata para hornear con aerosol antiadherente para cocinar.
2. En una lata para pie o en un recipiente pando, se mezclan la miga de pan, el queso, el romero o el orégano, la sal y la pimienta. Se deja a un lado.
3. En otro plato pando o molde de pie se mezcla el huevo con el suero.
4. Se sumerge cada filete de pescado primero en la mezcla de suero y huevo y luego en la mezcla de miga de pan para recubrir de miga los dos lados.

5. Se disponen los filetes en una capa sobre la lata para hornear. Se hornean de 15 a 20 minutos, hasta que el pescado se pueda levantar fácilmente con un tenedor.

Equivalentes por Porción	*Información Nutricional en Cantidad por Porción*	
1/2 almidón	Calorías 225	Sodio 518mg
3 carnes magras	Calorías de grasa 98	Total carbohidratos 7g
1/2 grasa monoinsaturada	Grasa total 11g	Fibra dietética 0g
Grasa saturada 3g	Azúcar 1g	
Colesterol 121mg	Proteína 23g	

JAMBALAYA

Un plato típico de la cocina criolla del sur. El Jambalaya es un plato versátil que combina arroz cocido con una variedad de vegetales –como tomate, cebolla y pimentón verde– y casi cualquier tipo de carne, pollo y mariscos. Las recetas de Jambalaya cambian de un libro de cocina a otro y con frecuencia se agregan ingredientes según lo que se tenga a mano. Aquí tenemos una de nuestras versiones favoritas que sin duda se convertirá también en uno de sus platos preferidos.

Porciones: 8 **Tamaño de la porción: 1 1/4 tazas**

INGREDIENTES

Nombre	*Medidas/Peso*
Aceite de canola o de maíz	1 cucharada
Media cebolla picada	2
Pimentón verde despepado y pelado	1
Apio picado	2
Un diente de ajo picado	2
Tomates cortados en cubos enlatados, en puré, sin escurrir	16 onzas

Caldo de pollo bajo en grasa y bajo en sal	2 tazas
Pasta de tomate	2 cucharadas
Sal	1 cucharadita
Tomillo	1 1/2 ucharadita
Pimienta negra fresca molida	1/4 cucharadita
Pimentón de cayena	1/4 cucharadita
Hoja de laurel	1
Salsa de pimienta picante	8 gotas
Arroz crudo de grano largo	1 1/2 tazas
Jamón cocido cortado en cubos	1 taza
Pechugas de pollo deshuesadas, sin piel, cocidas	1 taza
Langostinos, pelados y desvenados	6 onzas

INSTRUCCIONES DE PREPARACIÓN

1. Se calienta el aceite en una olla grande pesada. Se agregan las cebollas, el pimentón verde, el apio y el ajo y se doran a fuego medio hasta que ablanden.

2. Se agregan los tomates y el líquido, en caso de pollo, la pasta de tomate y los condimentos, se deja conservar destapado durante 10 minutos.

3. Se agrega el arroz; se cubre y se deja a fuego bajo durante 10 minutos, se agregan el jamón y el pollo. Se sigue cocinando tapado, de 10 a 15 minutos, o hasta que el arroz absorba el líquido. Se revuelve para mezclar bien. Se agregan los langostinos durante los últimos 3 minutos de cocción. Se retira la hoja de laurel antes de servirlo.

Equivalentes por Porción	*Información Nutricional en Cantidad por Porción*	
2 almidones	Calorías 263	Sodio 518mg
2 vegetales	Calorías de grasa 40	Total carbohidratos 37g
1 carne magra	Grasa total 4g	Fibra dietética 2g
Grasa saturada 1g	Azúcar 5g	
Colesterol 56mg	Proteína 18g	

PESCADO AL LIMÓN A LA PARRILLA CON SALSA FRESCA

El pescado al limón a la parrilla es un plato típico de el soleado México, perfecto para una parrillada en el jardín durante el verano.

Porciones: 4

Tamaño de la porción: 1 filete + 1/4 de taza de salsa

INGREDIENTES

Nombre	*Medidas/Peso*
Aceite de oliva	1 cucharada
Jugo de limón	1 cucharada
Filetes de pescado firmes, puede ser de róbalo o de perca naranja (1 lb en total) descongelado si estuviera congelado	4
Salsa	1 taza
Limón cortado en 4	1/2

INSTRUCCIONES DE PREPARACIÓN

1. Aliste la parrilla con carbón de palo o precaliente el horno para asar y prepare el recipiente rociándolo con aerosol antiadherente para cocina.

2. Combine el aceite y el jugo de limón; úntelo sobre los dos lados del pescado. Ase el pescado a la parrilla o al horno a una distancia de 4 a 5 pulgadas de la fuente de calor, hasta que esté opaco, aproximadamente durante 6 minutos (según el grosor del filete). Sirve de inmediato, cubierto con la salsa y las tajadas frescas de limón.

Equivalentes por Porción	*Información Nutricional en Cantidad por Porción*	
1 vegetal	Calorías 164	Sodio 356mg
3 carnes muy magras	Calorías de grasa 46	Total carbohidratos 5g
1/2 grasa monoinsaturada	Grasa total 5g	Fibra dietética 1g
Grasa saturada 1g	Azúcar 3g	
Colesterol 42mg	Proteína 24g	

BAGRE CONDIMENTADO FRITO EN EL SARTÉN

Una deliciosa entrada para toda la familia.

Porciones: 4 **Tamaño de la porción: 4 onzas**

INGREDIENTES

Nombre	*Medidas/Peso*
Hojuelas de papa instantáneas	1/2 taza
Sal condimentada	1/2 cucharadita
Pimienta negra molida	1/8 cucharadita
Filetes de bagre	1 libra
Huevo batido	1
Aerosol para cocina con sabor a mantequilla	1 rocío

INSTRUCCIONES DE PREPARACIÓN

1. En un plato pando mezcle las hojuelas de papa, la sal condimentada y la pimienta. Sumerja los filetes de bagre en el huevo batido cubriéndolos después con la mezcla de papa condimentada.
2. En un sartén grande antiadherente generosamente recubierto con aerosol antiadherente, cocine a fuego medio hasta que los filetes estén dorados, aproximadamente 10 minutos.
3. Rocíe el lado aún no cocido de los filetes con el aerosol antiadherente, déles la vuelta y cocínelos hasta que estén dorados y el pescado se levante fácilmente con un tenedor (aproximadamente 10 minutos más). Sólo voltee los filetes una vez durante la cocción.

Equivalentes por Porción	*Información Nutricional en Cantidad por Porción*	
4 carnes muy magras	Calorías 165	Sodio 233mg
1/2 almidón	Calorías de grasa 45	Total carbohidratos 7g
Grasa total 5g	Fibra dietética 1g	
Grasa saturada 1g	Azúcar 0g	
Colesterol 158mg	Proteína 23g	

TORTA DE ARROZ CON ATÚN

Esta es una receta fácil y deliciosa para una comida a última hora –lo más probable es que tenga todos los ingredientes en su despensa.

Porciones: 6 **Tamaño de la porción: 1 tajada**

INGREDIENTES

Nombre	*Medidas/Peso*
Arroz crudo de grano largo	1/3 taza
Sal	1/4 cucharadita

Margarina	1 cucharadita
Huevo o $^{1}/_{2}$ taza de sustituto de huevo	2
Atún o salmón enlatado, en agua escurrido y desmenuzado	$6^{1}/_{2}$ onzas
Leche descremada	$^{3}/_{4}$ taza
Arvejas frescas o descongeladas	$1^{1}/_{2}$ taza
Perejil	1 cucharada
Pimienta fresca molida	$^{1}/_{4}$ cucharadita
Nuez moscada	$^{1}/_{8}$ cucharadita
Tajadas de queso suizo o "colby"	4 tajadas

INSTRUCCIONES DE PREPARACIÓN

1. Precaliente el horno a 350ºF, prepare un molde para pie de 9 pulgadas rociándolo con aerosol de cocina antiadherente.

2. Combine el arroz, una taza de agua y la sal en un sartén pequeño para salsas; deje hervir, tape y deje conservar 14 minutos. Separe los granos de arroz con un tenedor.

3. Bata un huevo en un tazón pequeño. Mezcle la margarina y el huevo batido en la mezcla de arroz. Presione el arroz contra los lados y el fondo del molde para pie para formar una corteza. Distribuya el atún o el salmón uniformemente sobre el arroz.

4. En un sartén mediano, caliente la leche y las arvejas hasta que empiecen a hervir. Agregue el perejil, la pimienta y la nuez moscada, bata el resto del huevo y agréguelo a la mezcla de leche. Vierta esta mezcla sobre el atún.

5. Distribuya las tajadas de queso en la parte superior. Dórelo al horno durante aproximadamente 25 minutos. Corte la torta de arroz en cuatro porciones iguales.

Equivalentes por porción	*Información nutricional en cantidad por porción*	
1 almidón	Calorías 190	Sodio 322mg
2 carnes magras	Calorías de grasa 45	Total carbohidratos 16g
Grasa total 5g	Fibra dietética 2g	
Grasa saturada 2g	Azúcar 4g	
Colesterol 86mg	Proteína 19g	

ADEREZO CREMOSO DE QUESO AZUL PARA ENSALADA

Aderezo cremoso y delicioso para ensaladas verdes o para acompañar palitos de vegetales.

Porciones: 12 **Tamaño de la porción: 2 cucharadas**

INGREDIENTES

Nombre	*Medidas/Peso*
Queso cabaña bajo en grasa	1 taza
Queso azul desmenuzado	2 cucharadas
Leche descremada	3 cucharadas
1 diente de ajo prensado	1

INSTRUCCIONES DE PREPARACIÓN

1. Ponga el queso cabaña, el queso azul y la leche en la licuadora o en el procesador de alimentos.
2. Prense el diente de ajo sobre los demás ingredientes en la licuadora. Licue 20 segundos. (Todavía deben verse grumos del queso azul).
3. Se puede guardar durante una semana en un frasco bien tapado en la nevera.

Equivalentes por porción	*Información nutricional en cantidad por porción*	
1/2 carne magra	Calorías 25	Sodio 103mg
Calorías de grasa 9	Total carbohidratos 2g	
Grasa total 1g	Fibra dietética 0g	
Grasa saturada 1g	Azúcar 0g	
Colesterol 4mg	Proteína 3g	

SALSA BOLOÑESA

Esta tradicional salsa de carne italiana es muy fácil de preparar y se puede conservar congelada. Prepare una cantidad suficiente para tenerla siempre a mano. Úsela como base para lasaña o para verter sobre pasta desde cabello de ángel hasta ziti.

Porciones: 4 **Tamaño de la porción: 3/4 taza**

INGREDIENTES

Nombre	*Medidas/Peso*
Carne de res molida magra en 90%	3/4 libra
Cebolla picada	1/2 taza
Diente de ajo picado	1
Zanahoria, picada en trozos gruesos	1/4 taza
Tomates cortados enlatados, en puré, sin escurrir	16 onzas
Vino rojo seco	1/4 taza
Albaca fresca picada	1 cucharada
Orégano fresco picado	2 cucharaditas
Sal	3/4 cucharadita
Pimienta negra fresca molida	1/8 cucharadita
Pasta de tomate	1 cucharada

INSTRUCCIONES DE PREPARACIÓN

1. Se dora la carne molida en un sartén grande antiadherente con la cebolla, el ajo y la zanahoria a fuego medio, se escurre la grasa y se vuelven a poner en el sartén la carne y los vegetales.
2. Se agregan los tomates con el líquido, el vino y los condimentos con las hierbas. Se cubre y se deja conservar de 40 a 45 minutos rebullendo ocasionalmente.
3. Se mezcla la pasta de tomate; y se deja conservar destapado durante 5 a 10 minutos hasta que esté ligeramente espeso.

Equivalentes por porción	*Información nutricional en cantidad por porción*	
2 vegetales	Calorías 203	Sodio 694mg
3 carnes magras	Calorías de grasa 79	Total carbohidratos 9g
Grasa total 9g	Fibra dietética 2g	
Grasa saturada 3g	Azúcar 5g	
Colesterol 63mg	Proteína 22g	

POLLO APANADO AL HORNO

Las migas de hojuelas de maíz le dan a este pollo sin piel un recubrimiento crocante inclusive en el microondas. Truco para ahorrar energía: la forma de preparar porciones pequeñas de carne ahorrando energía es hacerlo en el microondas.

Porciones: 2 **Tamaño de la porción: 2 onzas**

INGREDIENTES

Nombre	*Medidas/Peso*
Pechuga de pollo deshuesada sin piel	1
Leche semidescremada (al 1%)	1/4 taza

Miga de hojuelas de maíz	1/4 taza
Romero o cilantro picado fresco	1/4 cucharadita
Pimienta	1 pizca

INSTRUCCIONES DE PREPARACIÓN

1. Lave y seque bien las porciones de pechuga. Sumérjalas en la leche.
2. Mezcle la miga de hojuelas de maíz con el romero o el cilantro y la pimienta. Pase el pollo por la miga de hojuelas de maíz sazonadas.
3. Coloque en la parrilla del microondas. Cubierto con una toalla de papel.
4. Déjelo en el microondas durante 4 a 6 minutos en alto hasta que esté listo.

Equivalentes por porción	*Información nutricional en cantidad por porción*	
2 carnes magras	Calorías 106	Sodio 119mg
Calorías de grasa 18	Total carbohidratos 4g	
Grasa total 2g	Fibra dietética 0g	
Grasa saturada 0g	Azúcar 0g	
Colesterol 60mg	Proteína 18g	

CALABACÍN AL HORNO CON RELLENO DE MANZANA

El calabacín es el miembro más común de la familia de calabazas de invierno. Su color naranja hace que el resultado de su preparación al horno sea muy agradable a la vista y delicioso de comer ya que queda jugoso y tierno, además las rayas de la corteza verde oscuro y naranja hacen que resulte el recipiente ideal para el delicioso relleno de manzana.

Porciones: 4 **Tamaño de la porción: 1/2 calabacín**

INGREDIENTES

Nombre	*Medidas/Peso*
Calabacín pequeño, cortado en 2 sin semillas	2 mitades
Manzanas peladas cortadas en cubos	1
Apio cortado en cubos	2 cucharadas
Cebolla finamente picada	2 cucharadas
Margarina derretida	2 cucharaditas
Sal	1 pizca
Pimienta negra fresca molida	1 pizca

INSTRUCCIONES DE PREPARACIÓN

1. Precalentar el horno a 400°F. Alistar una lata de hornear con aerosol de cocina antiadherente.
2. Poner la calabaza cortada boca abajo en la lata para hornear. Hornear por 20 minutos.
3. Mientras se hornea la calabaza, mezcle la manzana, el apio, la cebolla, la margarina y 2 cucharadas de agua en un tazón mediano; mezcle bien.
4. Dé la vuelta a las mitades del calabacín. Rocíelo con sal y pimienta. Divida la mezcla de manzana en dos para llenar las cavidades del calabacín. Hornee las mitades de calabacín cubiertas con papel de aluminio durante treinta minutos más. Sirva caliente.

Equivalentes por porción	*Información nutricional en cantidad por porción*	
1 almidón	Calorías 87	Sodio 63mg
Calorías de grasa 19	Total carbohidratos 18g	
Grasa total 2g	Fibra dietética 5g	
Grasa saturada 0g	Azúcar 10g	
Colesterol 0mg	Proteína 1g	

LASAÑA DE VEGETALES

Un plato delicioso y nutritivo perfecto para cuando tenga invitados

Porciones: 6 **Tamaño de la porción: 1 taza**

INGREDIENTES

Nombre	*Medidas/Peso*
Zanahoria tajada	1 taza
Calabacín tajado	1 taza
Pimentón rojo tajado	1/2 taza
Espinacas picadas	1 taza
Queso cabaña descremado	1 taza
Queso ricotta semidescramado	1/2 taza
Sustituto de huevo	2
Albaca fresca picada	1 cucharadita
Orégano fresco picado	1 cucharadita
Pimienta fresca molida al gusto	1 pizca
Salsa marinera baja en grasa	2 tazas
Telas de lasaña crudas	9

INSTRUCCIONES DE PREPARACIÓN

1. Para preparar los vegetales, ponga las zanahorias al vapor sobre agua hirviendo por 2 minutos. Agregue el calabacín y déjelo al vapor 2 minutos más. Agregue el pimentón rojo y déjelo otros 2 minutos al vapor. Agregue las espinacas y déjelas al vapor por 1 minutos más. Saque los vegetales. Combine los demás ingredientes excepto la salsa marinera y las hojas de lasaña.

2. Para armar la lasaña, ponga un poco de salsa en el fondo de una cazuela. Ponga tres tiras de lasaña cortada sobre la salsa. Agregue una capa de vegetales y cúbrala con una capa de la mezcla de queso. Agregue más salsa. Repita y ponga la última capa de lasaña en la parte superior con un poco más de salsa. Déjelo en la nevera

durante la noche. Al día si-guiente precaliente el horno a 350ºF. Hornee la lasaña durante 40 minutos hasta que esté burbujeante. Déjela reposar 10 minutos antes de servirla, córtela en cuadros y sírvala. (Si prefiere hornear al inmediato la lasaña, cocine la pasta antes de armarla).

Equivalentes por porción	*Información nutricional en cantidad por porción*	
3 almidones	Calorías 271	Sodio 520mg
1 carne muy magra	Calorías de grasa 16	Total carbohidratos 46g
Grasa total 2g	Fibra dietética 4g	
Grasa saturada 1g	Azúcar 11g	
Colesterol 10mg	Proteína 18g	

CHAMPIÑÓN PORTABELLO RECUBIERTO AL HORNO

Un plato exótico que le hará agua a la boca.

Porciones: 1 **Tamaño de la porción: 1**

INGREDIENTES

Nombre	*Medidas/Peso*
Champiñón Portabello de cabeza grande	1
Queso ricotta descremado	2 cucharadas
Ajo en polvo	1/4 cucharadita
Pimienta negra	1/4 cucharadita
Pasta cocinada (linguini, spagueti o fetuchini)	1 taza
Salsa de tomate	1/2 taza
Queso mozzarella semidescremado desmenuzado	1/4 taza

INSTRUCCIONES DE PREPARACIÓN

1. Caliente el horno a 350ºF. Retire el tallo del champiñón y dórelo en un sartén antiadherente de 2 a 3 minutos por cada lado.
2. Llene la cavidad del champiñón con cucharadas de queso ricotta y rocíelo con el polvo de ajo y la pimienta.
3. Coloque la pasta en una lata panda antiadherente, para hornear. Vierta 1/2 taza de salsa sobre la pasta. Coloque el champiñón con la cavidad hacia arriba sobre la pasta.
4. Vierta el resto de la salsa sobre el champiñón y espolvoréelo con el queso. Hornéelo durante 20 minutos o hasta que el queso empiece a burbujear.

Equivalente por porción	*Información nutricional en cantidad por porción*	
4 almidones	Calorías 143	Sodio 232mg
1 carne magra	Calorías de grasa 71	Total carbohidratos 71g
2 vegetales	Grasa total 8g	Fibra dietética 8g
Grasa saturada 4g	Azúcar 17g	
Colesterol 28mg	Proteína 23g	

GALLETAS DE AVENA Y PASAS

Estas galletas de avena y pasas están llenas de sabor y sólo tienen 2 gramos de grasa por galleta. Se mantienen frescas en un recipiente bien cerrado hasta por una semana o en el congelador hasta por un mes.

Porciones: 20 **Tamaño de la porción: 2 galletas**

INGREDIENTES

Nombre	*Medidas/Peso*
Harina blanca	1 taza
Polvo para hornear	1/2 cucharadita

Bicarbonato	1/2 cucharadita
Canela	3/4 cucharadita
Sal	1/4 cucharadita
Barra de margarina	5 cucharadas
Azúcar granulada	1/4 taza
Azúcar morena bien apretada	1/4 taza
Huevo	1
Leche semidescremada	1/4 taza
Extracto puro de vainilla	1 cucharadita
Avena de cocción rápida	2 1/4 taza
Uvas pasas sin semilla	1/3 taza

INSTRUCCIONES DE PREPARACIÓN

1. Precaliente el horno a 375°F. Forre una lata para hornear con papel pergamino o rocíela con aceite de cocina antiadherente en aerosol.

2. En un tazón pequeño mezcle la harina, el polvo para hornear, el bicarbonato, la canela y la sal. Reserve.

3. En un tazón mediano, con una batidora eléctrica en velocidad media bata la margarina hasta que esté cremosa, 2 minutos. Mezcle poco a poco los azúcares. Agregue el huevo y siga mezclando hasta que la mezcla esté suave, 1 minuto. Bata mientras agrega la leche y el extracto de vainilla hasta que esté suave. Agregue la mezcla de harina ala mezcla de margarina en 3 porciones y mezcle hasta que esté uniforme, 2 minutos. Agregue mezclando suavemente la avena y las uvas pasas.

4. Deje caer cucharadas de masa en la lata de hornear. Hornee hasta que las galletas estén ligeramente doradas, entre 7 y 9 minutos. Retire las galletas de la lata utilizando una espátula que no raye y colóquelas sobre una parrilla hasta que se enfríen por completo.

Equivalentes por porción	*Información nutricional en cantidad por porción*	
1 carbohidrato	Calorías 115	Sodio 109mg
1 grasa	Calorías de grasa 34	Total carbohidratos 18g
Grasa total 4g	Fibra dietética 1g	
Grasa saturada 1g	Azúcar 7g	
Colesterol 11mg	Proteína 3g	

MUFFINS DE SALSA DE MANZANA

La salsa de manzana hace que los muffins queden tiernos y esponjosos sin que tengan que llevar necesariamente mucha grasa.

Porciones: 12 **Tamaño de la porción: 1 muffin**

INGREDIENTES

Nombre	*Medidas/Peso*
Salsa de manzana sin dulce	1 1/4 tazas
Huevo	1
Aceite de canola o de maíz	2 cucharadas
Miel	1/4 taza
Harina de trigo entero	1 taza
Harina multipropósito	1 taza
Polvo para hornear	2 cucharaditas
Bicarbonato	3/4 cucharadita
Canela	1/2 cucharadita
Nuez moscada	1/4 cucharadita
Uvas pasas	1/3 taza

INSTRUCCIONES DE PREPARACIÓN

1. Precaliente el horno a 375ºF. En un tazón grande, bata la salsa de manzana, el huevo, el aceite y la miel.

2. Agregue los demás ingredientes bien cernidos; incorpórelos suavemente sólo para humedecerlos.
3. Mezcle las pasas y divida la masa en 12 moldes para muffins recubiertos con aerosol de cocina antiadherente.
4. Hornee por 20 minutos.

Equivalentes por porción	*Información nutricional en cantidad por porción*	
1 almidón	Calorías 143	Sodio 130mg
1 fruta	Calorías de grasa 27	Total carbohidratos 26g
1/2 grasa	Grasa total 3g	Fibra dietética 2g
Grasa saturada 0g	Azúcar 0g	
Colesterol 18mg	Proteína 3g	

TORTA DE ZANAHORIA DELUXE

Sírvala en tajadas delgadas para una reunión de varias personas que hayan comido un plato principal pesado. Sírvala en tajadas gruesas para un número menor de personas que haya comido una entrada relativamente ligera. Sírvalo con salsa de jarabe de maple y yogurt, si lo desea: mezcle 1/2 taza de yogurt natural bajo en grasa con 2 cucharadas de jarabe de maple y un par de gotas de extracto de vainilla y enfríelo.

Porciones: 16 **Tamaño de la porción: 1 tajada**

INGREDIENTES

Nombre	*Medidas/Peso*
Piña triturada den jugo sin azúcar, dividida y escurrida	20 onzas
Harina multipropósito	2 tazas
Leche descremada en polvo	1 taza
Polvo para hornear	2 cucharaditas

Canela	2 cucharaditas
Nueces de nogal picadas gruesas	1/2 taza
Zanahorias rayadas	2 tazas
Sustituto de huevo	3/4 taza
Aceite de canola o maíz	1/3 taza
Vainilla	2 cucharaditas
Coco sin dulce	1 taza
Uvas pasas	3/4 taza
Quedo ricotta bajo en grasa	1 taza
Edulcorante artificial	4 pkg
Vainilla	2 cucharaditas

INSTRUCCIONES DE PREPARACIÓN

1. Precaliente el horno en 350ºF. Escurra el jugo de la piña. Reserve la mitad del jugo de piña para el relleno y la cubierta.

2. Cierna la harina junto con la leche en polvo, el polvo para hornear y la canela.

3. Agregue las nueces y las zanahorias.

4. En un tazón aparte mezcle los huevos, el jugo, el aceite y la vainilla.

5. Mezcle los dos grupos de ingredientes hasta que se combinen sin unirse totalmente. Agregue mezclando suavemente 1 taza de piña escurrida, coco y uvas pasas.

6. Vierta en dos moldes redondos previamente recubiertos con aerosol de cocina antiadherente y harina. Hornéelos por 40 minutos. Déjelos enfriar 10 minutos en los moldes y luego desmóldelos, déjelos enfriar completamente sobre una rejilla antes de cubrirlos.

7. Para la cubierta; bata el queso ricotta, el edulcorante y la vainilla hasta que estén esponjosos, luego mezcle la piña, cubra una de las tortas con esta mezcla y coloque la otra torta encima.

Equivalentes por porción	*Información nutricional en cantidad por porción*	
2 almidones	Calorías 262	Sodio 142mg
2 grasas	Calorías de grasa 90	Total carbohidratos 32g
Grasa total 10g	Fibra dietética 1g	
Grasa saturada 3g	Azúcar 0g	
Colesterol 2mg	Proteína 11g	

ROLLO DE VEGETALES Y QUESO AZUL

¡Un refrigerio excelente para cuando hay visita!

Porciones: 1 **Tamaño de la porción: 1 tortilla**

INGREDIENTES

Nombre	*Medidas/Peso*
Tortillas de trigo integral o maíz	1
Aderezo de queso azul bajo en grasa	1 cucharada
Palitos de apio de 4 pulgadas	2
Palitos de zanahoria de 4 pulgadas	2

INSTRUCCIONES DE PREPARACIÓN

1. Caliente la tortilla según las instrucciones del empaque.
2. Unte el aderezo sobre la tortilla, agregue los palitos de apio y zanahoria a un extremo de la tortilla y enróllela.

Equivalentes por porción	*Información nutricional en cantidad por porción*	
2 almidones	Calorías 234	Sodio 442mg
1 vegetal	Calorías dc grasa 65	Total carbohidratos 36g
1 grasa	Grasa total 7g	Fibra dietética 3g
Grasa saturada 2g	Azúcar 3g	
Colesterol 1mg	Proteína 6g	

PALOMITAS DE MAÍZ CON CROCANTE DE CARAMELO

En esta receta un poquito de sabor a caramelo sirve de mucho. Aunque la porción es pequeña, hay bastante sabor dulce y textura crocante para dar satisfacción. Esta receta da para una cantidad abundante y puede almacenarse en un recipiente hermético donde se conserva por cerca de 1 semana.

Porciones: 24 **Tamaño de la porción: 1/2 taza**

INGREDIENTES

Nombre	*Medidas/Peso*
Palomitas de maíz (aproximadamente 1 taza sin preparar)	12 tazas
Azúcar granulada	1 taza
Barra de margarina	10 cucharadas
Jarabe de maíz claro	1/3 taza
Extracto de vainilla	1 cucharada

INSTRUCCIONES DE PREPARACIÓN

1. Recubra 2 latas para hornear con papel de aluminio y rocíelo con aerosol de cocina antiadherente. Distribuya las palomitas de maíz sobre la lata para hornear en una sola capa.

2. En un sartén mediano antiadherente combine el azúcar, la margarina y el jarabe de maíz. Déjelo hervir a fuego medio rebullendo constantemente unos 3 minutos. Siga cocinando y rebullendo hasta que la mezcla adquiera un color caramelo claro, cinco minutos, no cocine demasiado el caramelo porque ¡se pondrá café y se quemará! Retire del fuego y mezcle suavemente la vainilla.
3. Vierta la mezcla de caramelo sobre las palomitas de maíz. Cuando el caramelo se haya enfriado, rómpalo en pequeños trozos como del tamaño de un bocado.

Equivalentes por porción	*Información nutricional en cantidad por porción*	
1 carbohidrato	Calorías 109	Sodio 63mg
1 grasa	Calorías de grasa 44	Total carbohidratos 17g
Grasa total 5g	Fibra dietética 1g	
Grasa saturada 1g	Azúcar 12g	
Colesterol 0mg	Proteína 0g	

NACHOS

¿Cuál es el secreto de unos nachos más livianos? Busque hojas de tortilla bajas en grasa con sólo 2 gramos de grasa por porción, luego tenga cuidado de agregar vegetales con mucho saber en lugar de utilizar más queso. Chiles verdes, tomates, cebolla verde y pimentones jalapeños les da a los nachos ese sabor especial.

Porciones: 6 **Tamaño de la porción:** 3/4 **taza**

INGREDIENTES

Nombre	*Medidas/Peso*
Hojitas de tortilla horneadas bajas en grasa	4 tazas
Queso cheddar extrafuerte rallado	1 taza

Chiles verdes picados enlatados	2 cucharadas
Tomate mediano finamente picado	$^{1}/_{2}$
Aceitunas negras tajadas	$^{1}/_{4}$ taza
Cebolla verde finamente picada	1
Cilantro	2 cucharadas
Pimentones jalapeños en encurtido tajados (opcionales)	2

INSTRUCCIONES DE PREPARACIÓN

1. Precaliente el horno a 400ºF, rocíe un plato refractario o una lata para hornear con aerosol de cocina antiadherente.
2. Distribuya las hojuelas de tortilla en una capa uniforme sobre la lata. Rocíe en forma pareja con el queso rallado y los chiles verdes y dórelo al horno hasta que se derrita el queso, de 2 a 3 minutos.
3. Tape los nachos con el tomate picado, las aceitunas, el cilantro y los pimientos jalapeños, si los utiliza. Sirva de inmediato.

Equivalentes por porción	*Información nutricional en cantidad por porción*	
1 almidón	Calorías 172	Sodio 319mg
1 carne magra	Calorías de grasa 79	Total carbohidratos 18g
1 grasa	Grasa total 9g	Fibra dietética 3g
Grasa saturada 4g	Azúcar 1g	
Colesterol 20mg	Proteína 7g	

ANILLOS DE CEBOLLA FRITOS AL HORNO

Livianos y sabrosos como pasabocas, especialmente dulces si se hacen con cebolla Vidalia aunque quedan buenos con cualquier cebolla disponible.

Porciones: 4 **Tamaño de la porción: 1/2 taza (2 onzas)**

INGREDIENTES

Nombre	*Medidas/Peso*
Cebolla Vidalia finamente cortada	1
Aceite de maíz bajo en calorías	1 cucharada
Harina de maíz	2 cucharadas
Miga de pan fina	2 cucharadas
Queso parmesano	1 cucharada
Páprika	1/8 cucharadita

INSTRUCCIONES DE PREPARACIÓN

1. Pele la cebolla, tájela en anillos de 1/4 de pulgadas.
2. Rocíe con aceite y revuélvala sacudiendo el plato para cubrirla bien.
3. Mezcle los ingredientes secos, rocíelos sobre los anillos de cebolla y mezcle como antes sacudiendo el plato para cubrirlos en forma uniforme.
4. Coloque los anillos de cebolla recubiertos sobre una lata de hornear antiadherente. Hornéelos a 400º durante 20 minutos o hasta que estén ligeramente dorados.

Equivalentes por porción	*Información nutricional en cantidad por porción*	
2 vegetales	Calorías 93	Sodio 104mg
1 grasa	Calorías de grasa 45	Total carbohidratos 9g
Grasa total 5g	Fibra dietética 1g	
Grasa saturada 1g	Azúcar 0g	
Colesterol 3mg	Proteína 3g	

DELICIA DE TOSTADAS CON MERMELADA

Porciones: 1 **Tamaño de la porción: 1**

INGREDIENTES

Nombre	*Medidas/Peso*
Queso cabaña bajo en grasa	1/4 taza
Mermelada, baja en azúcar	2 cucharadas
Leche descremada en polvo	1 cucharada
Pan tostado	1 tajada

INSTRUCCIONES DE PREPARACIÓN

1. En la licuadora o el procesador combine el queso cabaña, la mermelada y la leche en polvo y ponga la mezcla sobre la tostada.

Equivalentes por porción	*Información nutricional en cantidad por porción*	
1 almidón	Calorías 168	Sodio 389mg
1 carne muy magra	Calorías de grasa 14	Total carbohidratos 28g
1 fruta	Grasa total 2g	Fibra dietética 1g
Grasa saturada 0g	Azúcar 10g	
Colesterol 3mg	Proteína 10g	

PIZZAS DE CALABACÍN

Para los amantes de los vegetales y las aventuras

Porciones: 10 **Tamaño de la porción: 3 tajadas**

INGREDIENTES

Nombre	*Medidas/Peso*
Calabacines de 2 pulgadas de diámetro cortados en tajadas de 1/4 de pulgada	2

Salsa para pizza	1 cucharada
Aceitunas negras sin pepa, tajadas	1 cucharadita
Cebolla verde picada	1 cucharadita
Mozarella sin grasa rallado	2 cucharadas

INSTRUCCIONES DE PREPARACIÓN

1. En cada tajada de zucchini coloque en orden los ingredientes.
2. Póngalas en una lata de hornear y dórelas hasta que se derrita el queso y comience a burbujear entre 3 y 5 minutos. Los calabacines deben estar crujientes.

Equivalentes por porción	*Información nutricional en cantidad por porción*	
1 carne magra	Calorías 53	Sodio 373mg
Calorías de grasa 9	Total carbohidratos 5g	
Grasa total 1g	Fibra dietética 1g	
Grasa saturada 0g	Azúcar 0g	
Colesterol 1mg	Proteína g	

CHULETAS DE CORDERO CON MIEL

La mostaza y la miel dan sabor a estas chuletas de cordero

Porciones: 6 **Tamaño de la porción: 3 onzas**

INGREDIENTES

Nombre	*Medidas/Peso*
Miel	2 cucharadas
Juego de limón fresco	2 cucharadas
Romero picado	2 cucharadas
Mostaza Dijon	1/2 cucharadita
Ajo picado	1 cucharadita

Cebolla en polvo	1 cucharadita
Mostaza seca	? cucharadita
Chuletas de cordero de 5 onzas, sin grasa	6 tajadas
Ramas de menta fresca	6 ramitas

INSTRUCCIONES DE PREPARACIÓN

1. Combine todos los ingredientes excepto las chuletas de cordero y las ramitas de menta en un pequeño tazón y déjelo 1 minuto en el microondas.
2. Cubra con la mezcla las chuletas y dórelas o áselas a la parrilla, volteándolas frecuentemente, según las siguientes pautas: durante 12 minutos si las quiere poco asadas, durante 15 minutos si las quiere término medio y durante 18 minutos si las quiere bien asadas.
3. Adórnelas con las ramas de menta y sírvalas.

Equivalentes por porción	*Información nutricional en cantidad por porción*	
2 carne magra	Calorías 139	Sodio 45mg
1/2 almidón	Calorías de grasa 54	Total carbohidratos 5g
Grasa total 6g	Fibra dietética 0g	
Grasa saturada 2g	Azúcar 5g	
Colesterol 52mg	Proteína 16g	

PODEROSA HAMBURGUESA

¡Una comida deliciosa y saludable!

Porciones: 2 **Tamaño de la porción: 1 hamburguesa**

INGREDIENTES

Nombre	*Medidas/Peso*
Carne molida 90% magra	1/2 libra

Salvado de avena	2 cucharadas
Avena	1/4 taza
Leche descremada	2 cucharadas
Cebolla picada deshidratada	1 cucharadita
Pimienta	1 pizca
Aceite de canola o maíz	1/2 cucharadita

INSTRUCCIONES DE PREPARACIÓN

1. Mezcle todos los ingredientes exceptuando el aceite y forme dos hamburguesas. Caliente el aceite en un sartén y cocine las hamburguesas hasta que estén listas.

Equivalentes por porción	*Información nutricional en cantidad por porción*	
1 almidón	Calorías 296	Sodio 73mg
3 carnes bajas en grasa	Calorías de grasa 153	Total carbohidratos 11g
Grasa total 17g	Fibra dietética 2g	
Grasa saturada 6g	Azúcar 1g	
Colesterol 71mg	Proteína 23g	

CARNE EN GOULASH PARA EL INVIERNO

Este apetitoso sudado de carne magra se acompaña de peras y manzanas, las mejores frutas del invierno.

Porciones: 6 | **Tamaño de la porción: 1 taza con 3–4 onzas de carne**

INGREDIENTES

Nombre	*Medidas/Peso*
Aceite de canola	1 cucharada
Cebolla picada	1 taza
Dientes de ajo picados	3

Zanahorias en tajadas de 1 pulgada	2
Carne magra para conservar, cortada en cubos de 1 pulgada	1½ libras
Caldo de carne bajo en grasa y bajo en sodio	3 tazas
Páprika	1 cucharadita
Pimienta fresca molida y sal al gusto	1 pizca
Peras y manzanas mezcladas, sin pelas, cortadas en tajadas de 1 pulgada	1½ tazas

INSTRUCCIONES DE PREPARACIÓN

1. Caliente el aceite en una olla grande a fuego medio. Agregue la cebolla y el ajo y dórelos por 5 minutos.
2. Agregue las zanahorias y dórelas por otros 5 minutos. Agregue la carne y déjela dorar. Escurra cualquier grasa que se acumule. Agregue el caldo, la páprika, la pimienta y la sal (si lo desea).
3. Deje hervir a fuego alto. Baje a fuego medio y déjelo conservar sin tapar durante 1 hora y 15 minutos. Agregue las manzanas y las peras y tape. Déjelo conservar a fuego lento por 15 a 20 minutos hasta que las manzanas y las peras estén blandas, pero sin deshacerse.

Equivalentes por porción	*Información nutricional en cantidad por porción*	
1 almidón	Calorías 223	Sodio 156mg
3 carnes muy magras	Calorías de grasa 69	Total carbohidratos 14g
1 grasa monoinsaturada	Grasa total 8g	Fibra dietética 3g
Grasa saturada 2g	Azúcar 9g	
Colesterol 59mg	Proteína 27g	

QUESADILLAS PARA EL DESAYUNO

¡Algo diferente y delicioso para desayunar!

Porciones: 2 **Tamaño de la porción: 1/2 quesadilla**

INGREDIENTES

Nombre	*Medidas/Peso*
Tortillas de harina de 8 pulgadas	2
Sustituto de huevo	? taza
Pimienta negra	1 pizca
Pimienta de cayena	1 pizca
Tomate fresco	2 tajadas
Queso descremado	1 tajada
Cebolla, opcional	1 tajada

INSTRUCCIONES DE PREPARACIÓN

1. Caliente el horno a 375ºF. Bata el sustituto de huevo como para hacer huevos revueltos en un perol pequeño.
2. Coloque una tortilla en una lata antiadherente para hornear. Ponga el sustituto de huevo batido sobre la tortilla. Espolvoree las pimientas. Tápelo con el tomate, el queso y, si lo desea, con la cebolla.
3. Ponga la otra tortilla encima. Presione levemente. Hornéelo durante 5 minutos, déle la vuelta y hornéelo otros 5 minutos o hasta que el queso se derrita. Córtela en 4 porciones y sírvala.

Equivalentes por porción	*Información nutricional en cantidad por porción*	
2 almidones	Calorías 216	Sodio 451mg
1 carne magra	Calorías de grasa 33	Total carbohidratos 30g
Grasa total 4g	Fibra dietética 2g	
Grasa saturada 1g	Azúcar 3g	
Colesterol 2mg	Proteína 15g	

ALAS DE POLLO CON MOSTAZA Y MIEL

Las alas de pollo tienen mucho sabor y su precio es relativamente bajo. La colombina de pollo es la parte carnosa del ala, y con frecuencia se pueden encontrar congeladas. Si no las encuentra, compre dos libras de alas de pollo enteras y corte cada ala en 3 segmentos. Use para esta receta los segmentos llamados colombinas y reserve las puntas para preparar caldo de pollo.

Porciones: 8 **Tamaño de la porción: 2 colombinas de pollo**

INGREDIENTES

Nombre	*Medidas/Peso*
Mostaza oscura condimentada	2 cucharadas
Miel	1 cucharada + 1 cucharadita
Miga de pan seca	1/3 taza
Colombinas de pollo (unas 16 piezas)	1 1/2 libras
Páprika húngara, de preferencia picante	1/4 cucharadita

INSTRUCCIONES DE PREPARACIÓN

1. Precaliente el horno a 375ºF. Rocíe una lata para galletas con aerosol de cocina antiadherente.
2. Combine la mostaza y la miel en un tazón pequeño. Ponga la miga de pan en un plato pando individual. Recubra cada sección de ala con la mezcla de mostaza. Pase cada sección por la miga de pan. Sacúdala para eliminar el exceso de miga.
3. Coloque las secciones de ala sobre la lata para hornear y espolvoréelas con páprika, si lo desea. Hornee las alas 30 minutos o hasta que estén tostadas. Sírvalas calientes.

Equivalentes por porción	*Información nutricional en cantidad por porción*	
1/2 almidón	Calorías 129	Sodio 113mg
1 carne baja en grasa	Calorías de grasa 63	Total carbohidratos 6g
Grasa total 7g	Fibra dietética 0g	
Grasa saturada 2g	Azúcar 3g	
Colesterol 29mg	Proteína 10g	

SORBETE DE BANANO

Este sorbete cremoso se prepara en minutos y es ideal para un desayuno rápido o para un refrigerio en la tarde con sólo 1 gramos de grasa. Experimente con otras frutas para un cambio de sabor, reemplazando 1 taza de otra fruta fresca o congelada (sin azúcar) en lugar del banano. Ensaye a prepararlo con cerezas Bing sin pepa, frambuesas, fresas, duraznos o una combinación de varias frutas.

Porciones: 2 **Tamaño de la porción: 1 taza**

INGREDIENTES

Nombre	*Medidas/Peso*
Leche descremada	1 taza
Yogurt de vainilla bajo en grasa	1/2 taza
Banano maduro pelado	1
Extracto de vainilla puro	1/4 cucharadita

INSTRUCCIONES DE PREPARACIÓN

1. Mezcle la leche y el yogurt congelado en la licuadora o en el procesador de alimentos durante 1 minuto.
2. Agregue el banano y la vainilla; mezcle por unos segundos más.

Equivalentes por porción	*Información nutricional en cantidad por porción*	
1 fruta	Calorías 130	Sodio 83mg
1/2 leche semidescremada	Calorías de grasa 10	Total carbohidratos 24g
Grasa total 1g	Fibra dietética 1g	
Grasa saturada 1g	Azúcar 17g	
Colesterol 7mg	Proteína 6g	

CHOCOLATE CALIENTE

¡Qué frío! Hay días en que el chocolate es una necesidad. Aunque esta receta es para una porción, la puede duplicar o triplicar cuando tenga visita. Utilice la mejor cocoa en polvo sin azúcar que pueda encontrar. Para un sabor más intenso, machaque un pequeño dulce duro de menta dentro de la cocoa y mezcle bien.

Porciones: 1 **Tamaño de la porción: 1 taza**

INGREDIENTES

Nombre	*Medidas/Peso*
Leche descremada caliente	1 taza
Azúcar pulverizado	2 cucharadas
Cocoa en polvo sin azúcar	2 cucharaditas
Extracto de vainilla puro	1/8 cucharada

INSTRUCCIONES DE PREPARACIÓN

1. En un perol pequeño, caliente la leche a fuego medio batiendo ocasionalmente, hasta que se formen burbujas a los lados del perol, durante 2 minutos, revuelva el azúcar, la cocoa y la vainilla hasta que la mezcla esté suave.

Equivalentes por porción	*Información nutricional en cantidad por porción*	
1 carbohidrato	Calorías 154	Sodio 126mg
1 leche descremada	Calorías de grasa 8	Total carbohidratos 29g
Grasa total 1g	Fibra dietética 1g	
Grasa saturada 0g	Azúcar 26g	
Colesterol 4mg	Proteína 9g	

ÍNDICE

Acantosis nigricans (afección de salud), 27
accidentes cerebrovasculares, 163–164
actividad física, *Ver* ejercicio
adolescentes y diabetes, 33–34
alcohol
hipoglicemia y, 93–94, 102
limitar el consumo de, 73
alergia, como posible efecto secundario de la insulina, 154–155
alimentos procesados, evitarlos, 68–70
alternativas de estilo de vida,
Estudio de Prevención de Diabetes, 19–20
niños, elegir alternativas sanas para ellos, 34
reducir el riesgo de diabetes, 18
sanas, 113–114
Asociación Americana de la Diabetes, 65
recetas de cocina de la, 193–212
aterosclerosis, 163, 164
aumento del apetito, como posible efecto secundario de la insulina, 155
aumento de peso por uso de insulina, 154
azúcar sanguínea alta y, *Ver* síndrome hiperosmolar
azúcar sanguínea baja. *Ver* hipoglicemia

caminar. *Ver también* ejercicio
beneficios de, 76
inicie gradualmente, 85–86
pedómetro, uso del, 85
zapatos, adecuados, 84–85

cataratas, 165
cetoacidosis, 104–105
 dibetes Tipo 1 y, 104–105
cigarrillo, 113–114
colesterol alto,
 diabetes, y, 115–116
 lípidos, y, 115–116
 panel de lípidos, 133
complicaciones a largo plazo, 161–172
 accidentes cerebrovasculares, 163–164
cataratas, 165
 glaucoma, 165
 hipertensión, 163
 infarto cardíaco, 163
 infecciones, 171
 insuficiencia cardiaca, 163
 insuficiencia renal, 166–167
 mala circulación, 164
 minimizarla, 162
 reducir el riesgo de, 162
 retinopatía, 168–170
 consulta médica, 131–134

diabetes
 a largo plazo, 161–172
 avances en la, 187–192
 causas de la, 3–4
 cirugía, 189
 colesterol alto y, 115–116
 complicaciones de la, 10
definición de la, 6
diabetes mellitus, 1–12
diagnóstico de la, 8–12
el cigarrillo y la, 113
embarazo y, 17, 173–185
estilo de vida y, 18–22
Estudio de Prevención de Diabetes, 19–20
factores de riesgo de desarrollar, 14–16
insulina y, 149–159
más alternativas de monitoreo, 188–189
medicamentos y, 137–148, 190
menos inyecciones, 188
nuevos medicamentos, 190
personas famosas con, ix
prediabetes, 9–12
Programa de Prevención de Diabetes, 76, 80–81
protección del corazón, 114–116
proveedores de salud, trabajar con los, 121–135
quiénes desarrollan diabetes, 13–18
reducción de la, 9
Tipo 1, 4
Tipo 2, 5–6
tipos de diabetes, 4–6
trabajo del paciente, 124–135
transplante de islotes, 190
tratamiento, 9–12
diabetes de azúcar. *Ver* diabetes mellitus
diabetes de inicio adulto. *Ver* diabetes;
Diabetes tipo 2

diabetes de inicio juvenil. *Ver* diabetes Tipo 1
diabetes en los bebes y, 182–183
diabetes gestacional, 183–185
cambios hormonales, 185
cuidado prenatal y, 184
factores de riesgo de, 184
diabetes Tipo 1. *Ver también* diabetes
cetoacidosis y, 104–105
insulina y, 3
niños y la, 23–34
síntomas de la, 5–7
diabetes Tipo 2. *Ver también* diabetes
diagnóstico de la, 8–11
factores de riesgo de, 14–16
función del páncreas en la, 5
insulina y, 150
niños y, 23–34
síntomas de, 5–7
tratamiento de la, 9–11
diabetólogo, 123–124
diálisis, 166
dientes, cuidado de los, 118
dieta y nutrición, 53–74. *Ver también* recetas
alimentos procesados, evitarlos, 68–70
alimentos sanos, 70
cambio de hábitos, 54
DASH, Plan, 54–57
dietista, 123
etiquetas de los productos alimenticios, lectura de las, 61–63
niños y la, 29–31
perder peso, 58
programación de menús, 65–67
reglas para una dieta sana, 59–74
sentimientos relacionados con el manejo de la, 51–52
tamaño de las porciones, 61, 62
doctores. *Ver también* proveedores de salud
consultas médicas,131–134
consumir una dieta sana, *Ver* dieta y nutrición
endocrinólogos, 123–124
estado de ánimo, *Ver* sentimientos
etnicidad y diabetes, 14, 15
hablar con el médico, 125–128
qué debe controlar el médico, 131–134

ejercicio, 75–86
beneficios del, 52, 77–80
caminar, 76, 82–86
claves del éxito, 82–86
con un compañero, 83
cuando detenerse, 83
durante el embarazo, 181
estilo de vida sedentario y el, 15, 75–76
estiramientos, 82
ideas para comenzar el, 81
incorporarla en las actividades diarias, 84

los niños y la, 30–31
meta de, 80–81
monitoría de los niveles de azúcar sanguíneo, 108–109
obstáculos para hacer, 87–90
perder peso y el, 78
precauciones que hay que tener, 86–87
prueba de estrés, 134
elaboración de los menús, *Ver también* dieta y nutrición
abastecer la despensa, 65–67
embarazo, 173–185
aumento de peso y, 179
cesarea y, 174
control prenatal, 175–176
dar a luz un bebé grande, 16
depresión posparto, 183
diabetes gestacional, 183–185
ejercicio durante el, 180
factores de riesgo de desarrollar diabetes durante el, 16
hipertensión y, 174
hipoglicemia durante el, 181
insulina, bomba de, 157–158
lactancia, 183
malestar matinal, 179
nuevo bebé, el, 181–182
programar el embarazo, 173–174
qué hacer durante el, 177–180
suplementos vitamínicos y, 180
endurecimiento de las arterias, 162–163, 164
enfermera asesora, 122–123
envejecimiento, como factor de riesgo de diabetes, 16
estrés
el ejercicio lo puede reducir, 79
hipoglicemia y, 98
hormonas y, 119–120
manejo del, 118–119

fructosamina (examen sanguíneo), 131

glaucoma, 165
glucagón, inyecciones de, 101–102
glucómetro, 111–112
avances en los, 188–189
cómo usar el, 112
funcionamiento del, 111
glucosa. *Ver también* azúcar sanguínea, hipoglicemia
fructosamina (examen de sangre), 131
glucosa en ayunas (preprandial),8–9
HbA 1 c, prueba de, 132
monitoría durante el ejercicio, 85
páncreas y la, 2
síntomas de elevación de la, 6–7
glucosidasa, inhibidores de la (medicamento oral), 146–147
efectos secundarios, 146–147
grupos de apoyo, 124

herencia y diabetes, 14
colesterol alto y, 115–116
embrazo y, 182–185
hipertensión y diabetes, 114–115, 163
hipertensión. *Ver* presión arterial alta
hipoglicemia, 93–105
alcohol y, 93–94
azúcar de acción rápida, 97
de noche, 103
desconocimiento de tener hipoglicemia, 102–103
estrés e, 98–99
evitar el, 95–96
insulina e, 154
nivel de glucosa en sangre, 95
peligros si no se trata, 97
personas en riesgo de, 95–96
qué es, 94
síntomas de, 93
tratamiento de, 95
hipoglicémicos orales (medicamento), 143–148
hormonas
cambios hormonales durante el embarazo, 185
estrés y, 118–119
función de las, 3
hospitalización, 135–136

infartos, 163
cigarrillo y, 113–114
colesterol alto y, 115–116
ejercicio, 78
enfermedad cardiaca, 163
hipertensión y, 114–115, 163
insuficiencia cardiaca, 163
reducir riesgo de, 113–114
infecciones
sitios comunes de, 171
vacunas para contrarrestar las, 172
insuficiencia renal, 166–167
diálisis, 166
medicamentos, 168
minimizar el riesgo de, 167–168
transplante renal, 166
insulina, 149–159
almacenamiento de la, 158
bombas de insulina, 157–158
cómo actúa, 2–3
concentración, 153
descubrimiento de la, 137–138, 149
diabetes Tipo 2 e, 151
dispositivo para inyección por presión, 157–158
efectos secundarios, 154–155
ejercicio puede reducir la resistencia a la, 77–78
fuentes de, 153
inyecciones, autoaplicación de, 10–11, 155–158
nuevos avances, 188
tiempo de acción, 151–152
tipos de, 151–153
islotes, transplante de, 190

lactancia, 182–183
leer las etiquetas de los alimentos procesados, 61–63
libros de cocina, lista de libros de recetas saludables, 71–72

Manual de Equipo de Recursos Alimenticios Escolares, 33
medicamentos, 137–148. *Ver también* insulina
  avances en el tratamiento, 190
  conocer los nombres de los, 139–140
  efectos secundarios de los, 140–141
  graduar su régimen de, 141
  hipoglicémicos orales, 143–148
  preguntas que deben hacerse sobre los, 141–142
meglitinidas (medicamento oral), 147
metformina (medicamento oral), 144–145
  efectos secundarios, 145
mujeres y diabetes, 16. *Ver también* embarazo
  examen ginecolíogico, 133
  síndrome ovárico poliquístico, 16

neuropatía, 168–170
  síntomas de, 169–170
  tratamiento de la, 170
neuropatía periférica, 169
niños y diabetes, 23–34
  Ver también Diabetes tipo 1
  actividad física, 29–30
  adolescentes, 33–34
  alternativas de estilos de vida sanos, 34
  ayudar al niño diabético a manejar su enfermedad, 28–29
  colegio, y el, 32–22
  determinar el tipo de diabetes, 25–27
  dieta, 29
  estadísticas de, 23–34
  hipoglicemia, 31–32
  menores, 30–31
  Tipo 2, 26–27
niveles sanguíneos de azúcar, 107–112
  azúcar muy alto, 109–110
  azúcar muy bajo, 109–110
  cuáles deben ser los niveles de azúcar, 109
  entender los resultados, 109–110
  glucómetro, 111–112
  monitoría durante el ejercicio, 109
  por qué es importante controlarlos, 108–109
nutrición, *Ver* dieta y nutrición

obesidad y diabetes, 15, 17
oftalmólogo, 123, 164–165

ojos
cataratas 165
examen de ojos, 133
glaucoma, 165
ir al oftalmólogo, 123, 165
retinopatía, 170
Oración de la Serenidad, 46

páncreas, 1–3
diabetes Tipo 1, 4
diabetes Tipo 2, 5
función del, 1
transplante de, 189
panel de lípidos, usarlo para controlar el colesterol, 133
pérdida de peso, 58
el ejercicio puede ayudar a la, 78
piel, mantenerla bien humectada, 117–118
pies, 116–117
consultar al podiatra, 123
cuidado de los, 116–117
ejercicio y los, 83
examen de los pies, 131
mala circulación, 164
Plan DASH, 54–57
1500 calorías por día, 56–57
2000 calorías por día, 55–56
consejos para alimentarse bien, 57
grupos de alimentos y, 55–57
podiatra, 123
prediabetes, 8–10
problemas cardiovasculares. *Ver* enfermedad cardiaca
proveedor de atención primaria (PAP), 122
proveedores de salud, como interactuar con, 121–135
grupos de apoyo, 124
hospital, hospitalización, 134–135
médicos, cómo hablar con los, 125–127
paciente, el trabajo del, 125–135
primera cita con, 128–129
proveedor de atención primaria, 122
prueba de estrés, 134
prueba de microalbúmina, 132, 167–168
pulsera de identificación para alerta médica, 93–94

reacción a la insulina. *Ver* hipoglicemia
retinopatía, 170

sentimientos sobre cómo lidiar con la diabetes, 35–52
aceptación, 46
ansiedad, 45
inconvenientes, 47–48
miedo, 44
Oración de la Serenidad como ayuda, 46
prácticas emocionales positivas, 48–52
primeras reacciones ante el diagnóstico, 36–37

síndrome de ovario poliquístico, 16
síndrome hiperosmolar, 103–104
  causas del, 103
  personas en riesgo de, 103–104
  tratamiento del, 104
síndrome metabólico, 15
sulfonilureas (medicamento oral), 143–144
  efectos secundarios, 144
  nombres comerciales, 144

tiasolidinadionas (medicamento oral), 145–146
  efectos secundarios, 146
tipo de contextura corporal y diabetes, 15
trabajo del paciente en el tratamiento, 124–135
  estar al tanto de las cosas, 127–128
  hablar con el médico, 125–127
  ver a los proveedores de salud, 125–127

vacuna contra la influenza, 133
vacuna contra la neumonía, 133–134

ACERCA DE LOS AUTORES

James W. Reed, M.D., M.A.C.P., F.A.C.E., was a member of the now defunct National Diabetes Advisory Board and is currently a member of the Education Council for the National Diabetes Educational Initiatives and the Diabetes Epidemic Action Council of the American Diabetes Association. He is Professor of Medicine and Associate Chair of Medicine for Research, Morehouse School of Medicine and a co-founder of the International Society for Hypertension in Blacks.

Agiua Heath, M.D., has been senior physician in Internal Medicine for Kaiser Permanente. At present, she is a physician with U.C. Berkeley Student Health Services.

Ana I. Quintero Del Rio, M.D., MPH, FAAP, es directora del Centro de Investigación Clínica y profesora asociada, directora de los departamentos de Patología y Fisiología de la Escuela de Medicina San Juan Bautista. Es profesora asociada de los departamentos de Bioquímica y Pediatría, en la división de Genética en la Escuela de Medicina Ponce de León, y fue la instructora clínica de Pediatría/Medicina en la Oklahoma Medical Research Foundation e instructora clínica de Medicina en el Centro Médico de la Universidad de Oklahoma.